AF726811

Michael Rogy, Erika Pirich

Ernährung bei Sodbrennen

3., überarbeitete Auflage

• **maudrich.**gesund essen

Michael Rogy, Erika Pirich

Ernährung bei Sodbrennen

3., überarbeitete Auflage

maudrich

INHALTSVERZEICHNIS

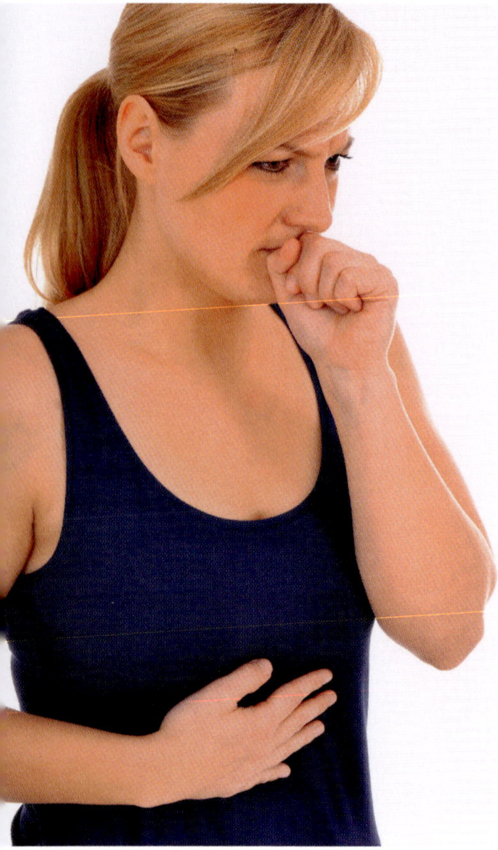

VORWORT

Sodbrennen und Refluxbeschwerden zählen zu den häufigsten Magen-Darm-Erkrankungen in unserer Gesellschaft. Bis zu 25 % der Bevölkerung in unseren Breiten geben an, immer wieder Sodbrennen zu verspüren.

Ohne medizinische Abklärung der Refluxbeschwerden mittels Gastroskopie und folgender individueller Behandlung können sich diese Beschwerden zu einem chronischen Problem entwickeln, wobei über 80 % aller Betroffenen über Jahre darunter leiden.

Ernährungsmedizin und Pflanzenheilkunde bieten eine nachhaltige Ergänzung einer ganzheitlichen medizinischen Behandlung. Auf gute Qualität unserer Nahrung zu achten, und der Austausch einzelner Zutaten durch gut verträgliche Nahrungsmittel können sehr hilfreich sein.

Auch wenn es bekannte häufige Auslöser von Sodbrennen gibt, die man besser in der Ernährung weglässt, ist eine strenge Einheitsdiät gar nicht sinnvoll. Gesundes und schmackhaftes Essen schließen einander zum Glück nicht aus. Lebensmittel und Heilpflanzen, die Heilungsprozesse im Verdauungstrakt unterstützen, haben eine lange Tradition und sollten auch bewusst bei Refluxbeschwerden am individuellen Speiseplan stehen.

Das vorliegende Buch gibt am Beginn einen medizinischen Überblick zum gesunden Verdauungsvorgang. Darin werden die Ursachen des Sodbrennens erklärt und u. a. auch die Zusammenhänge zwischen Refluxbeschwerden, Heiserkeit und gewissen Lungenerkrankungen dargestellt.

Sodbrennen, Refluxbeschwerden und Verdauungsbeschwerden generell werden natürlich in erster Linie von einer gesunden Ernährung beeinflusst. Das vorliegende Buch bietet Ihnen die Möglichkeit, in knapp achtzig Rezepten die richtigen Speisen und Zubereitungen für sich und Ihre Beschwerden zu finden.

Dr. Michael Rogy
Dr.in Erika Pirich

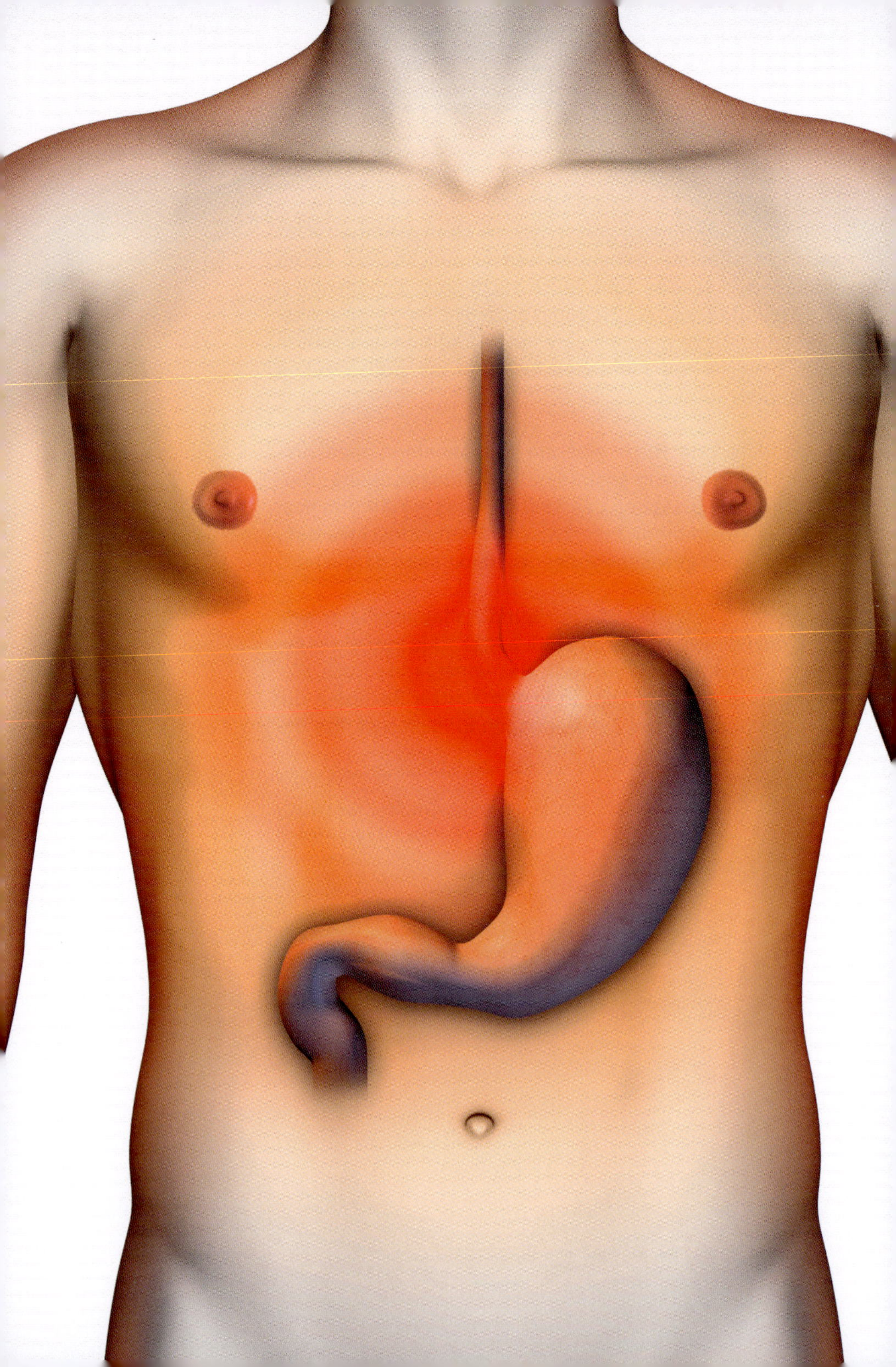

ALLGEMEINES ZUR VERDAUUNG

Wie funktioniert die Verdauung?

Die Verdauung ist ein sehr komplexer Vorgang, der mit der Nahrungsaufnahme im Mund beginnt und in der Regel innerhalb von 24 bis 48 Stunden mit der Ausscheidung des Stuhls über den Mastdarm endet.
Nach der Zerkleinerung der Nahrung im Mund wird diese unter Beimengung von Speichelsekreten über die Speiseröhre in den Magen transportiert. Kauen und Schlucken sind somit die ersten Schritte im Verdauungsvorgang.
Im Magen wird die Nahrung mithilfe der verschiedenen Magensekrete bzw. Enzyme weiter aufgespalten und die Nährstoffe werden von den Abfallstoffen getrennt. Dieser Vorgang der Trennung zwischen Nährstoffen und Abfallstoffen wird auch in den einzelnen Dünndarmabschnitten fortgesetzt. Hier werden zudem die Nährstoffe über die Dünndarmschleimhaut in den Blutkreislauf aufgenommen und an unsere Organe (wie z. B. Leber, Gehirn, Nerven, Muskeln) weitergeleitet.
Die Abfallprodukte werden schlussendlich über den Mastdarm ausgeschieden. Die Verweildauer der Speise im Magen variiert zwischen einer Stunde und fünf Stunden.

Ursachen für beschleunigte vs. verzögerte Magenentleerung

Eine **Beschleunigung der Magenentleerung** findet z. B. beim Zwölffingerdarmgeschwür (Ulcus duodeni) oder nach Magenresektionen (Entfernung von Teilen des Magens) und Operationen im Bereich der Magennerven (Vagotomie) statt.

Häufigste **Ursache für eine verzögerte Magenentleerung** ist hingegen die diabetische Gastroparese: Dies ist eine teilweise Magenlähmung bei PatientInnen mit Diabetes mellitus (Zuckerkrankheit). Des Weiteren können generalisierte Erkrankungen des Muskel- oder Bindegewebes (wie z. B. Sklerodermie, eine krankhafte Bindegewebsveränderung, oder Myositis, eine Muskelentzündung) eine verzögerte Magenentleerung verursachen. Auch psychische Erkrankungen wie die Magersucht (Anorexia nervosa) gehen häufig mit einer verzögerten Magenentleerung einher.

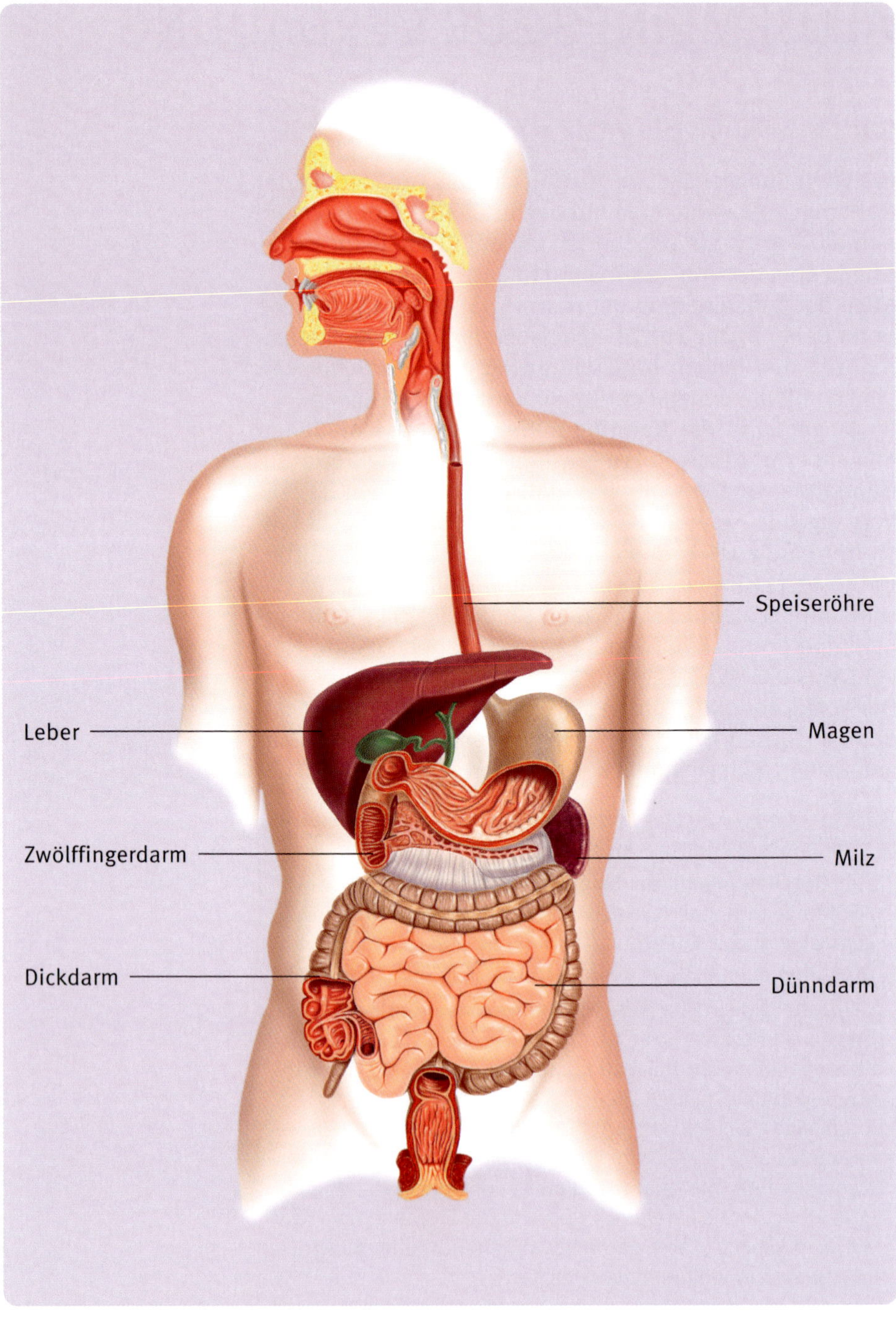
Speiseröhre
Leber
Magen
Zwölffingerdarm
Milz
Dickdarm
Dünndarm

Aufbau und Aufgaben des Magens

Aufbau des Magens

Der Magen besteht anatomisch aus drei Teilen:
dem **Magengrund** (Fundus) mit seiner Sammel- bzw. Reservoirfunktion
den **Corpus-** bzw. Körper-Abschnitten
und den **Antrum-** und Pförtner-Abschnitten

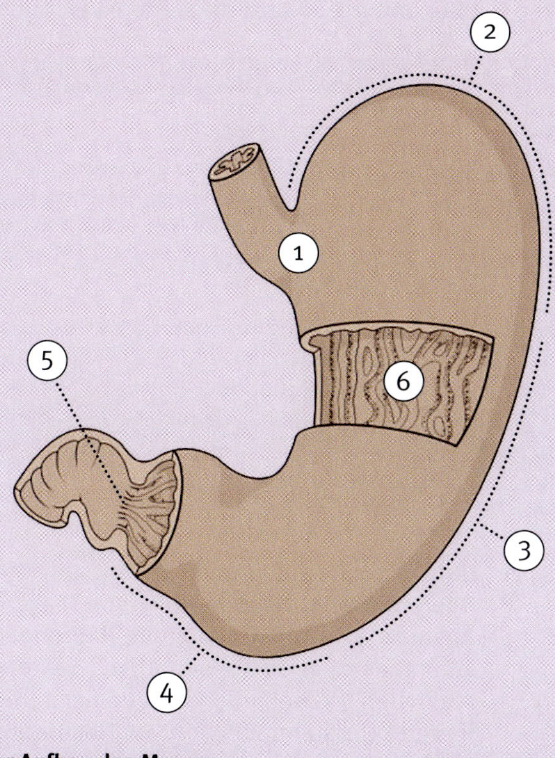

Makroskopischer Aufbau des Magens

(1) Mageneingang (Übergang zwischen Speiseröhre und Magen)
(2) **Magenfundus** (hier sammelt sich in der Regel die mit der Nahrungsaufnahme verschluckte Luft)
(3) Magenkörper (**Corpus**), der größte Teil des Magens
(4) **Antrum** (Erweiterung kurz vor dem Magenausgang)
(5) Magenausgang (Übergang zum ersten Abschnitt des Darmes)
(6) In Falten gelegte Schleimhaut (unterstützt eine effiziente Verdauung)

Im Magen werden die geschluckten Speisen gespeichert, weiter zerkleinert und homogenisiert bzw. gleichmäßig zu einem **Speisebrei** (Chymus) vermischt.
Die Magenschleimhaut sondert täglich zwei bis drei Liter **Magensaft** ab, dessen wesentliche Bestandteile Salzsäure, Pepsinogene (Vorstufe des Verdauungsenzyms Pepsin), Schleim (Muzin) und Bikarbonat (Puffer für den Säure-Basen-Haushalt) sind. Bereits kurz nach Beginn der Nahrungsaufnahme tritt ein Teil der Nahrung in den Dünndarm über und beeinflusst die weitere Verdauung.

Steuerung der Magensekretion

Die Magensekretion ist nerval und humoral gesteuert.

Die **nervale Steuerung** (Riechen, Kauen, Schmecken und Sehen der Nahrung) erfolgt über das Nervensystem und steigert die Magenbewegungen und die Produktion des Magensaftes. Das sympathische Nervensystem hemmt sowohl die Magenbewegung als auch die Magensaftproduktion und gibt Nervenreize weiter, die den Pförtner (Pylorus) und die Magenschleimhaut betreffen.

Die **humorale Steuerung** erfolgt über Hormone, wobei das Hormon Gastrin im Antrum des Magens gebildet wird und über das Blut an die Magenzellen abgegeben wird. Gastrin regt die Salzsäure- und Pepsinogenproduktion sowie die Magenmotorik an. Die Hormone Sekretin, Enterogastrin und Cholecystokinin werden im Zwölffingerdarm gebildet und sind im Wesentlichen Gegenspieler des Gastrins, d. h., sie hemmen die Salzsäureproduktion und verzögern die Magenentleerung.

Bei Nahrungsaufnahme beginnt im Magen bereits die Sekretion bzw. Absonderung von Magensäften in einem Ausmaß von 45 %. Gelangt die Nahrung in den Magen, so kommt es zu einer Steigerung der Sekretion auf 95 %. Die restlichen 5 % Sekretion werden nach Übertritt der Speise in den Dünndarm aktiviert. Im **Nüchternzustand** wird nur wenig neutrales bis leicht alkalisches (basisches) Sekret von der Magenschleimhaut abgegeben, bei Nahrungsaufnahme kommt es hingegen zur Bildung von stark saurem (pH-Wert von 0,8 bis 1,5), enzymreichem Sekret. In der Nüchternphase (interdigestive Phase oder Verdauungsruhe) werden nur ca. 15 % des Volumens abgesondert, das bei maximaler Stimulation gebildet werden kann. Nach einer Verweildauer von einer Stunde bis zu fünf Stunden erfolgt die portionsweise Entleerung des Speisebreis in den Zwölffingerdarm als Beginn des Dünndarms.

Funktionen der Magensäure

Magensäure ist ein sinnvoller Verdauungshelfer und hat viele Funktionen: Die Säure ätzt Nahrung und auch Bakterien und schützt so vor Magen-Darm-Infekten.

Magensäure zerlegt unsere Nahrung: Damit ist nicht nur z. B. das Eiweiß aus unserem Schnitzel gemeint, sondern auch viele allergieauslösende Eiweißbausteine der Nahrung. Daraus ergibt sich eine vorbeugende Wirkung vor manchen Allergieauslösern.

Auch das mit der Nahrung aufgenommene Vitamin B12 (Cobalamin) ist teilweise im Nahrungseiweiß gebunden, ein Vitamin, das wir für unser Nervensystem und zur Bildung roter Blutkörperchen brauchen. Die Magensäure setzt es für die Aufnahme in den Körper frei. Fehlt Säure, steigt das Risiko für Vitamin-B12-Mangel.

Nährstoffe wie Eisen, Calcium und Magnesium brauchen ebenfalls Säure, um in den Körper aufgenommen zu werden. Eisen dient zum Aufbau roter Blutkörperchen, Calcium ist wichtig für die Vorbeugung der Osteoporose.

Langfristiger Säuremangel erhöht das Risiko für verschiedene Mangelerkrankungen, für Infektionen im Magen-Darm-Trakt und für allergische Reaktionen. Zu Säuremangel kann es bei chronischer Gastritis, im Alter und durch die Einnahme von Säureblockern kommen.

Behandlung bei Entzündungen

Bei Entzündungen des Magens oder der Speiseröhre sind Medikamente unumgänglich. Übliche Medikamente zielen darauf ab, die Magensäure zu neutralisieren oder sie gar nicht erst entstehen zu lassen.

Langfristig empfiehlt es sich, Veränderungen des Lebensstils, Ernährungsumstellung, Heilpflanzen und medizinische, therapeutische Alternativen zur Behandlung und Prävention vor Entzündungen auszuschöpfen.

Untersuchungen des Magens

Was ist eine Gastroskopie (Magenspiegelung)?

Die Gastroskopie ist eine Standarduntersuchung, die bei Magenbeschwerden, so auch bei Sodbrennen, durchgeführt werden sollte.

Mit dieser Untersuchung können die Speiseröhre, der Magen sowie auch der Zwölffingerdarm genau eingesehen und eventuelle Entzündungen oder auch andere Erkrankungen akkurat beurteilt werden. Dabei können, wenn notwendig, während der Untersuchung auch Gewebeproben entnommen werden.

Ablauf einer Magenspiegelung

Durch einen flexiblen Schlauch mit einer kleinen Kamera gelangt man über den Mund und die Speiseröhre bis in den Magen und in den Zwölffingerdarm. PatientInnen erhalten, neben einer Injektion zur Entspannung, eine Betäubung des Rachens und verspüren so in der Regel keine unangenehmen Schmerzen oder Brechreiz.

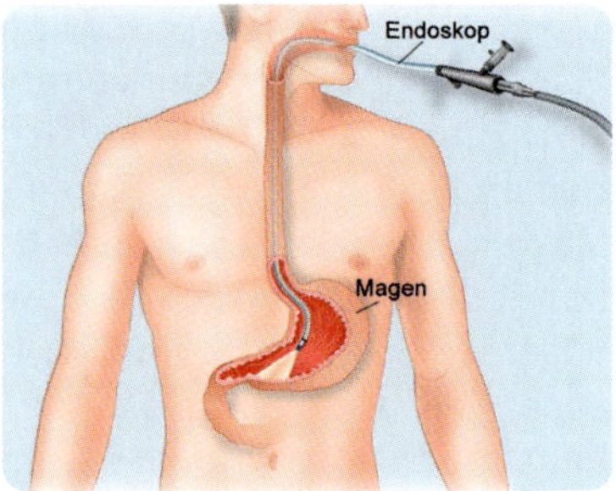

Wann sollte man ein Magenröntgen machen?

Heutzutage ist für die Abklärung von Magenbeschwerden die **Gastroskopie die Standarduntersuchung.** Sie sollte am Beginn einer Abklärung von Beschwerden im Oberbauch (Speiseröhre, Magen und Zwölffingerdarm) stehen.
Bei Schluckbeschwerden, unregelmäßiger Peristaltik (Bewegung der Speiseröhre) oder aber auch bei Patienten, bei denen aus verschiedensten Gründen eine Gastroskopie nicht möglich ist, kann ein Magenröntgen sinnvoll sein.

Ablauf eines Magenröntgens

Die Untersuchung erfolgt nüchtern zunächst im Stehen in der Röntgeneinheit. Zuerst wird ein Brausepulver zum Schlucken verabreicht, das den Magen aufbläht. Im Anschluss ist etwa ⅛ Liter Bariumsulfatbrei zu trinken. Dabei werden bereits Röntgenaufnahmen gemacht, um den Schluckvorgang zu beurteilen. Um die gesamte Mageninnenwand zu benetzen, muss sich der Patient/die Patientin mehrmals im Liegen um die eigene Achse drehen. Dann werden im Liegen in unterschiedlichen Ebenen Röntgenaufnahmen von Magen und Zwölffingerdarm gemacht.

Was hat ein Atemtest mit dem Magen zu tun?

Durch einen Atemtest kann man einerseits das Vorhandensein des Bakteriums Helicobacter pylori im Magen feststellen, aber auch Nahrungsmittelunverträglichkeiten wie eine Laktose- oder Fruktoseintoleranz testen, andererseits kann man auch die Magentransitzeit, d. h. die Zeit, in welcher der Magen die Nahrung an den Darm abgibt, beurteilen.

Ablauf eines Atemtests

13C-Atemtest: PatientInnen sollten nüchtern sein. Sie sollten seit 17:00 Uhr am Vortag nicht mehr gegessen und geraucht, seit 22:00 Uhr nichts mehr getrunken haben. Die Atemluft wird bei der Untersuchung in einem Doppelkammerbeutel gesammelt, in den der Patient/die Patientin mittels eines Mundstücks bläst. Zunächst wird durch Blasen in die erste Kammer der Ausgangswert („Leerwert") ermittelt. Danach wird die Kapsel, die den markierten Harnstoff enthält, in 200 ml Apfel- oder Orangensaft aufgelöst und getrunken. Nach einer halben Stunde wird die andere Seite des Beutels aufgeblasen. Der sorgfältig verschlossene Beutel wird ins Labor gesendet, wo das Vorhandensein des Helicobacter pylori bestimmt wird.

H2-Atemtest: Auch bei diesem Test muss der Patient/die Patientin nüchtern sein. Zu Beginn wird ein Leerwert ermittelt. Dann werden 200 ml Flüssigkeit mit dem entsprechenden Testzucker getrunken. Anschließend wird über insgesamt drei bis vier Stunden alle zehn Minuten eine Atemprobe gewonnen, in der die Wasserstoffkonzentration gemessen wird.

Vor- und Nachteile von Atemtests

- Atemtests haben den Vorteil, dass sie sicher und für PatientInnen wenig belastend sind. Sie können deshalb sogar bei Kindern durchgeführt werden. Vor allem die H2-Atemtests sind sehr genau.
- Allerdings ist eine aktive Mitarbeit der PatientInnen erforderlich, damit der Test aussagekräftig ist. Sowohl bei der Vorbereitung (Ernährung am Vortag, nüchtern) als auch während der Untersuchung muss der Patient zuverlässig und geduldig mitmachen.
- Viele der Tests sind kurz nach einer Antibiotikatherapie oder nach Untersuchungen, die mit einer Darmspülung einhergehen (z. B. Dickdarmspiegelung), nicht aussagekräftig – deshalb muss in diesen Fällen einige Wochen mit den Tests gewartet werden.

WAS IST SODBRENNEN?

Häufigkeit von Sodbrennen

Bis zu 25% der Bevölkerung in unseren Breiten geben an, immer wieder im Laufe eines Jahres Sodbrennen zu verspüren. Dabei haben 6 bis 27% der Gesamtbevölkerung in den Ländern mit westlichem Lebensstandard zumindest einmal pro Woche und 4 bis 11% sogar täglich Sodbrennen.

Refluxbeschwerden: Ohne Behandlung entwickelt sich Sodbrennen zu einem chronischen Problem, wobei bis zu 89% aller Betroffenen über Jahre darunter leiden (vgl. Pehl/Schepp 2002).

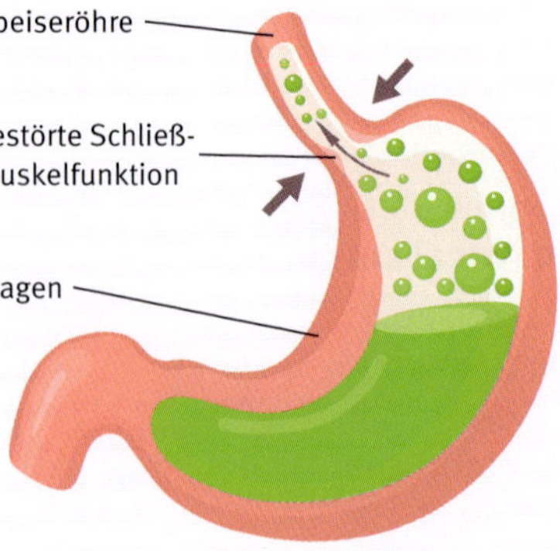

Sodbrennen beschreibt eine vom Magen hinter dem Brustbein aufsteigende brennende und schmerzhafte Empfindung, die unter Umständen bis zum Hals oder Rachen ausstrahlt. Sodbrennen ist ein **Alarmsignal des Körpers**, das darauf hinweist, dass unser Ernährungsverhalten ungesund ist. Sodbrennen tritt daher oft nach dem Essen, vor allem beim Bücken oder Liegen, auf.

Ursache von Sodbrennen

Die Ursache von Sodbrennen liegt in einer **Funktionsstörung des Schließmuskels**, dem Übergang zwischen Speiseröhre und Magen. Dadurch kommt es zu einem Rückfluss (Reflux) von Magensaft in die Speiseröhre, der von den Betroffenen als heftiges Brennen wahrgenommen wird. Dies ist der Grund, weshalb Refluxbeschwerden auch als Synonym für Sodbrennen gelten.

Die Speiseröhre ist ein zirka 25 cm langer Muskelschlauch, dessen Innenseite von einem speziellen sogenannten Plattenepithel (einer Art Hautschicht) ausgekleidet ist. Dieses Epithel ist gegen Säureeinwirkung ungeschützt. Kommt es nun zu einer Funktionsstörung des Schließmuskels, so kann der saure Speisebrei aus dem Magen in die Speiseröhre zurückfließen (Reflux) und dort die ungeschützte Schleimhaut entzünden.

Diese Entzündung der Schleimhaut verursacht in der Folge das brennende Empfinden direkt über dem Mageneingang. Allerdings entsteht nicht bei jedem Refluxereignis tatsächlich Sodbrennen. Vielmehr hängt dies vom Ausmaß der Refluxdauer und von der Größe der durch die Säure angegriffenen Schleimhautfläche ab.

Ist ungesunde Ernährung schuld am Reflux?

In der überwiegenden Zahl von Fällen ist **ungesunde Ernährung** tatsächlich ein Verursacher von Reflux. Die Beschwerden treten besonders nach üppigen Mahlzeiten auf, denn dann muss der Magen besonders viel Säure produzieren, um das Essen zu verdauen. Aber auch Süßigkeiten sind starke sogenannte „Säurelocker", ebenso wie zu scharf gewürzte oder zu heiße Speisen und Getränke.

Darüber hinaus führt auch **Übergewicht** zu einem gehäuften Reflux von Magensäure in die Speiseröhre. Hierbei ist neben der ungesunden Ernährung der erhöhte Druck im Bauch die Ursache dafür, dass der Magen nach oben gedrückt wird und dabei der Schließmuskel der Speiseröhre nicht mehr richtig schließt. Zusätzlich entsteht ein erhöhter Druck auf das Zwerchfell, mit einer Erweiterung der Durchtrittsstelle der Speiseröhre durch das Zwerchfell (Hiatushernie bzw. Zwerchfellbruch). Das kann zu einem Höherwandern des Magens zum Teil bis in den Brustraum führen, was auch Ursache für das häufige Sodbrennen bei **Schwangeren** ist.

Welche Ursachen für das Sodbrennen gibt es noch?

Üblicherweise verbindet man Sodbrennen mit gastroösophagealem Reflux, auch kurz GER(D) genannt, aus dem Englischen „gastro-esophageal reflux (disease)", d. h. dem **Rückfluss von Mageninhalt in die Speiseröhre**. Dabei wird jedoch leicht übersehen, dass Sodbrennen auch durch andere Faktoren ausgelöst werden kann, zum Beispiel durch eine Dehnung der Speiseröhre oder lokal irritierend wirkende Nahrungsmittel.

Umgekehrt führt nicht jeder Reflux automatisch zu Sodbrennen. GER kommt täglich in geringem Ausmaß auch bei gesunden, beschwerdefreien Menschen vor. Selbst bei Refluxkranken mit einem krankhaften Ausmaß an Reflux, mit einer endoskopisch sichtbaren Refluxösophagitis bzw. einer gastroösophagealen Refluxkrankheit und/oder einer Beeinträchtigung des Allgemeinbefindens, führen weniger als 20 % der gastroösophagealen Refluxepisoden zu Sodbrennen. Sodbrennen können daher **vielfältige Ursachen beziehungsweise Erkrankungen** zugrunde liegen.

Liegt eine **klassische Refluxkrankheit** (GERD) vor, so unterscheidet man zwei Formen: die nichterosive Refluxkrankheit (NERD), bei der es zu keiner Entzündung der Speiseröhre kommt, und die Refluxösophagitis, bei der eine Entzündung vorliegt und die mittels Endoskopie diagnostiziert wird.

Auch eine **überempfindliche Speiseröhre** (hypersensitiver Ösophagus) kann eine Ursache sein: Dabei werden körperliche Refluxereignisse als Sodbrennen wahrgenommen, sodass die PatientInnen ebenfalls gut auf eine säureunterdrückende bzw. säuresuppressive Therapie ansprechen.

Es kann sich allerdings auch um **funktionelle Beschwerden** handeln: Diese PatientInnen klagen zwar über Sodbrennen, es liegt aber weder ein krankhafter Reflux vor, noch besteht eine Verbindung mit Refluxereignissen. Eine säuresuppressive Therapie bleibt in diesen Fällen ohne Wirkung.

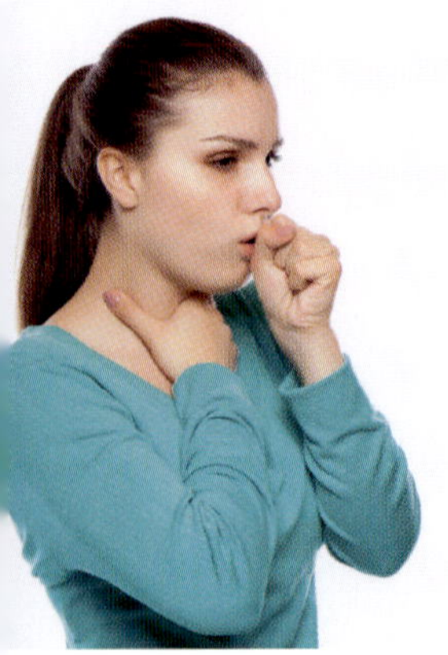

Welche Probleme kann Reflux noch verursachen?

Der Rückfluss von Magensaft in die Speiseröhre kann auch eine Entzündung der Nasennebenhöhlen (Sinusitis), chronischen Husten, chronische Kehlkopfentzündung (Laryngitis) oder Asthma verursachen.
Bei starkem Reflux kann es besonders beim Schlafen zur Aspiration oder Ansaugung von Mageninhalt in die Lunge kommen. Dies führt dann in der Regel zu einer Lungenentzündung, deren Ursache oft im Unklaren bleibt.
Nicht selten kommt es wegen Refluxbeschwerden auch zu Verdauungsproblemen mit Blähungen und Übelkeit, die sich nach einer Behandlung der Refluxerkrankung oft schlagartig bessern.

Gefahren – ernsthafte Erkrankung – Ärztin/Arzt aufsuchen?

Lang andauernder Reflux kann eine schwere Entzündung in der Speiseröhre verursachen. Diese Entzündung kann zu einer Blutung oder zu chronischen Schleimhautveränderungen bis hin zu einem Krebsgeschwulst (Karzinom), dem sogenannten Barrett-Karzinom, führen.

In manchen Fällen können auch die Ursachen von Sodbrennen auf andere Erkrankungen zurückzuführen sein, wie Erkrankungen der Speiseröhre, z. B. Achalasie (eine Funktionsstörung des unteren Schließmuskels), Geschwüre oder Tumore der Speiseröhre oder des Magens. Ebenso können Herzerkrankungen oder andere innere Organe ähnliche Schmerzen oder Unbehagen im Bauchraum und Brustkorb verursachen.

Tipp

Suchen Sie bei andauernden Beschwerden unbedingt Ihre Ärztin bzw. Ihren Arzt auf, um sich gründlich untersuchen und die Ursache dafür klären zu lassen. Ein Gespräch mit einer Fachärztin bzw. einem Facharzt/einer Spezialistin bzw. einem Spezialisten wird rasch zur richtigen Diagnose und Behandlung führen. Die Diagnose sollte mittels **Gastroskopie** erfolgen. Eine Therapie auf Probe, ob nach kurzfristiger Gabe eines Medikamentes eine Besserung eintritt oder nicht, entspricht heutzutage nicht mehr dem medizinischen Standard.

Behandlungsmöglichkeiten

Wird die Diagnose Refluxösophagitis (GERD bzw. Sodbrennen) durch eine Gastroskopie gestellt, wird in der Regel je nach Schweregrad eine medikamentöse Therapie eingeleitet. Zusätzlich sollte eine **Umstellung der Ernährung** auf eine Schonkost, die den Magen möglichst wenig belastet, erfolgen.

Prinzipiell gibt es für die **medikamentöse Therapie** zwei Arten von Medikamenten: Die eine Form von Medikament soll die Magensäure im Magen binden, damit es zu keinem sauren Rückfluss in die Speiseröhre kommt. Der andere Typ Medikament hat einen etwas anderen Ansatzpunkt: Hier wird früher in den Verdauungsprozess eingegriffen, indem das Medikament bereits die Bildung der Magensäure unterbinden soll.
Beide Ansätze können kurzfristig durchaus eine erleichternde Wirkung zeigen. Leider sind sie **zur dauerhaften Anwendung nicht geeignet**, da sie zum Teil doch erheb-

liche Nebenwirkungen aufweisen. Sie sind weiters für die Dauereinnahme ungeeignet, da sich der Körper an sie gewöhnt und gegenregulierende Maßnahmen in Gang gesetzt werden.
Das führt dann sogar dazu, dass die Magensäureproduktion nach dem Absetzen der Medikamente höher ist, als sie es vor der Einnahme war.

Die **chirurgische Behandlung** des Reflux und der damit einhergehenden Beschwerden ist nur unter den richtigen Voraussetzungen erfolgreich: Das ist beim Vorliegen einer **großen Hiatushernie** (mehrere cm im Durchmesser) der Fall, die aufgrund ihrer Größe die Ursache für eine Vielzahl von gemessenen krankhaften Refluxen innerhalb von 24 Stunden ist. Nicht selten führt die chirurgische Behandlung allein nicht zum gewünschten Ergebnis, sodass viele dieser PatientInnen auch nach der Operation immer noch unter Refluxbeschwerden und Sodbrennen leiden und Medikamente einnehmen müssen.

Wissen

Die **Videokinematografie** ist ein Magenröntgen, bei dem die Bewegungen der Speiseröhre (Peristaltik), der momentane Rückfluss von Magensaft in die Speiseröhre, die Größe der Hiatushernie und der Winkel, den die Speiseröhre und der Mageneingang bilden, untersucht werden.

Auf jeden Fall sollte vor einer Operation eine **Messung der Refluxhäufigkeit** innerhalb von 24 Stunden und/oder eine Videokinematografie durchgeführt werden.
Weiters sollte vor jeder Antirefluxoperation eine medikamentöse Therapie, eine Änderung der Lebens- und Essgewohnheiten sowie bei übergewichtigen Personen unbedingt eine erfolgreiche Gewichtsabnahme stattfinden. Sehr häufig kommt es bereits durch eine deutliche Gewichtsabnahme zu einer klaren Besserung der Beschwerden.

Bei der **medikamentösen Therapie** der Refluxerkrankung kam es in den letzten Jahren zu einem deutlichen Umdenken in der jahrelangen Praxis. So zeigten Studienergebnisse der Universität Kopenhagen (vgl. Reimer 2009), dass die weltweit am häufigsten eingesetzte Arzneistoffgruppe – die säureblockierenden Protonen-Pumpen-Inhibitoren (PPI) – bei Millionen Menschen erst die Symptome hervorruft, gegen die sie eigentlich gerichtet sind.

Wissen

Man weiß heute, dass das Auftreten von Refluxbeschwerden bei bis dahin völlig Gesunden auf einen sogenannten Säure-Rebound infolge der **PPI-Therapie** zurückzuführen ist. Dieses auch von anderen Säureblockern (wie z. B. H2-Rezeptorenblockern) schon bekannte Phänomen führt zu einer überschießenden Säurebildung im Magen nach Ende einer Säureblockerbehandlung.

Ein weiteres Problem, das von den dänischen Wissenschaftlern aufgezeigt wurde, ist neben der Überdosierung von PPIs die medizinisch völlig **unsinnige Verschreibung**. Bis zu 70 % aller PPI-PatientInnen leiden eigentlich an Gesundheitsstörungen, die überhaupt nicht mit einem Zuviel an Magensäure zusammenhängen. Werden solchen PatientInnen, die z. B. ein sogenanntes Reizmagensyndrom haben, PPIs verordnet, trägt die Säureblockade nicht zur Heilung bei, sondern verursacht nach deren Absetzen weitere Krankheitsbeschwerden wie säurebedingte Refluxsymptome oder saures Aufstoßen. Damit kommt es zu einer künstlichen **Langzeitabhängigkeit** von PPIs.

Daher sollten PatientInnen, die bereits seit Monaten oder Jahren sogenannte Magenschutzmedikamente einnehmen, diese nicht unkritisch einfach weiter einnehmen, sondern diesbezüglich ein neuerliches Gespräch mit der Ärztin bzw. dem Arzt führen. Neben Abhängigkeit kann eine jahrelange Einnahme von PPIs auch zu einer Reihe von Nebenwirkungen führen (vgl. Frieling 2011).

Hieraus ergeben sich für ExpertInnen mehrere naheliegende Konsequenzen:

PPIs sollten ab sofort nur noch dann eingesetzt werden, wenn die zu behandelnden **Refluxbeschwerden** wirklich **säurebedingt** sind (also z. B., wenn bei der Gastroskopie eine Schädigung der Speiseröhrenschleimhaut nachgewiesen wird).

Die Therapie von Refluxbeschwerden sollte zukünftig nicht mit der Höchststufe des Möglichen beginnen – also mit PPIs oder H2-Blockern – und erst nach Bedarf heruntergeregelt werden (= „Step-down-Therapie“). **Viel wichtiger ist es, im Einzelfall nach wichtigen Lebensstileinflüssen auf die Beschwerden zu suchen, diese nach Möglichkeit zu ändern und dann gegebenenfalls wirksame Antazida (Mittel zur Neutralisierung der Magensäure) einzusetzen.** PPIs, H2-Blocker oder Antireflux-Operationen kämen demzufolge erst dann zum Tragen, wenn all diese Maßnahmen nicht mehr greifen (= „Step-up-Therapie“).

Ärztinnen und Ärzte sollten PPI-Verwender zukünftig über die beschriebene relevante Nebenwirkung (die durch Rebound erhöhte Säuresekretion des Magens) und die möglichen krankmachenden Folgen informieren. Ziel dieser **Aufklärung** sollte es sein, die PatientInnen zu motivieren, ihre Ernährungsgewohnheiten zu ändern, statt den einfacheren, aber nicht immer unbedenklichen Griff zur Tablette zu wählen.

Auch eine probeweise Therapie nach dem Motto „Ich weiß zwar nicht genau, was Sie, liebe Patientin, lieber Patient, haben; aber wenn PPI wirken und die Beschwerden weg sind, wird es wohl die Magensäure gewesen sein“ ist unsinnig, wenn der Verzicht auf eine sinnvolle Sodbrennen- bzw. Refluxdiagnostik dadurch zur Ursache langjähriger chronischer Refluxbeschwerden wird.

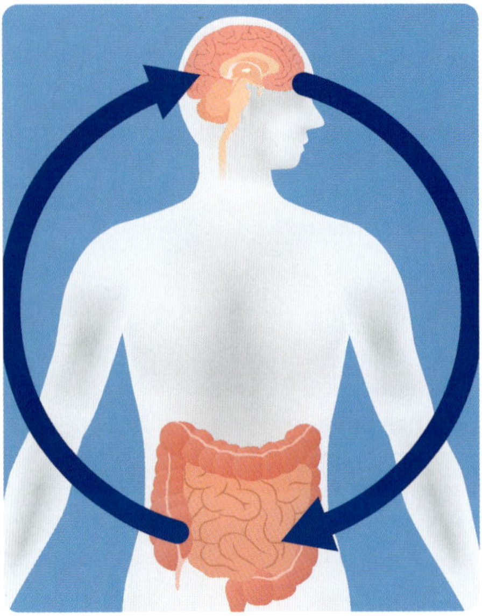

Neurotransmitter als Therapie gegen Sodbrennen?

Verdauung ist u.a. ohne die entsprechende motorische Bewegung des Magen-Darmtraktes (Peristaltik) nicht möglich. Ist die Bewegung des Magens eingeschränkt, so kommt es automatisch zu einer **Verzögerung der Verdauung**. Man sieht dann in der Gastroskopie selbst nach 12 Stunden Nahrungskarenz Speisereste im Magen. Bleibt die Nahrung zu lange im Magen liegen, kommt es automatisch zu einem Reflux von Verdauungssekret in die Speiseröhre.

Sehr häufig ist die Ursache bei sonst gesunden PatientInnen eine gestörte Funktion in der Übertragung des Impulses der Nervenzelle auf die Muskelzellen. Sogenannte Neurotransmitter, also kleine Botenstoffe, die den Impuls weitertragen, sind dann nicht ausreichend vorhanden. Dieser **Mangel an Botenstoffen**, wie z.B. Serotonin, bewirkt eine deutliche Verringerung der Peristaltik und damit einhergehend einen Reflux von Magensaft in die Speiseröhre. Naheliegend, dass in diesem Fall die Gabe von Säureblockern oder anderen entzündungshemmenden Medikamenten im Magen, nur kurzfristig wirksam sind.

Obwohl **Serotonin** eher für seine Wirkung im Gehirn bekannt ist („Glückshormon"), wird es zu 90 % im Darm gebildet und ist dort auch zuständig für eine funktionierende Peristaltik und Verdauung. Bei PatientInnen mit dieser Problematik sehen wir in unserer Ordination regelmäßig gute Erfolge mit einer Therapie von Serotonin-Wiederaufnahme-Hemmern (SSRI). In diesem Fall werden die Betroffenen genau über die Wirkung und Notwendigkeit dieser Medikation aufgeklärt. Viele PatientInnen assoziieren nämlich mit SSRI ausschließlich eine Medikation gegen Depressionen oder Panikattacken und lehnen eine Einnahme daher ab.

Sodbrennen in der Schwangerschaft

Bis zu drei Viertel aller Schwangeren leiden meist in den letzten Wochen der Schwangerschaft an Sodbrennen. Hauptursache für das Sodbrennen in der Schwangerschaft ist der **gestörte Verschlussmechanismus** zwischen Speiseröhre und Magen. Neben dem erhöhten Druck in der Bauchhöhle durch die wachsende Gebärmutter führt auch eine Erhöhung der Hormone Östrogen (Geschlechtshormon) und Progesteron (Gelbkörperhormon) dazu, dass der untere Speiseröhrenschließmuskel während der Schwangerschaft weniger angespannt ist. Diese Faktoren führen dazu, dass vermehrt Magensäure in die Speiseröhre zurückfließen kann.

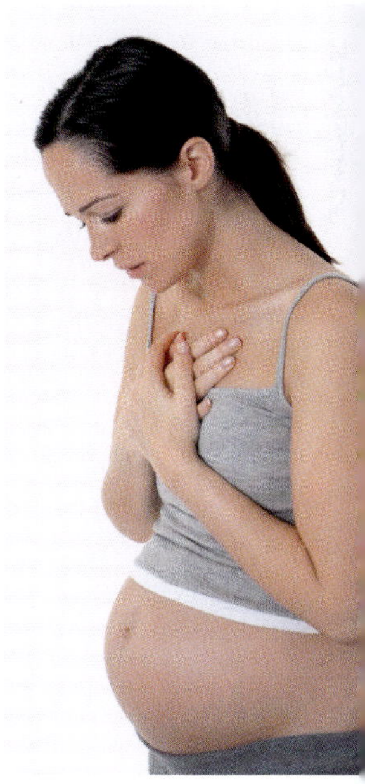

Maßnahmen zur Linderung der Beschwerden

Besserung verschaffen das Schlafen mit erhöhtem Oberkörper, kleine Mahlzeiten und das Meiden von fettreichen und/oder süßen Speisen.

ERNÄHRUNG BEI SODBRENNEN

Allgemeines

Sodbrennen hat unterschiedliche Krankheitsbilder als Ursache, man kann daher keine einheitlichen strengen Diätrichtlinien aufstellen. Wie eingangs geschildert (siehe S. 14), sollte Sodbrennen jedoch immer auch von fachärztlicher Seite mittels Gastroskopie abgeklärt werden.

Tipp

Achten Sie auf gute und frische Qualität der von Ihnen konsumierten Speisen und Getränke. Das schmeckt besser und ist zudem eine nachhaltige Investition in Ihr Wohlbefinden und Ihre Gesundheit.

Ernährungsprotokoll

Erstellen Sie Ihr eigenes Ernährungsprotokoll, denn die Auslöser für Sodbrennen unterscheiden sich von Person zu Person, manchmal kommen auch mehrere Faktoren zusammen. Notieren Sie hierfür jeweils, was und wie viel Sie in etwa gegessen haben. Die Angaben können in einfachen Mengenbezeichnungen erfolgen, z.B. 1 Teller, ¼-l-Glas etc. Tragen Sie in das Protokoll auch ein, wie es Ihnen während und nach der Nahrungsaufnahme ergangen ist, z.B.: „Schnell gegessen, Völlegefühl, Müdigkeit, Sodbrennen ...“ oder hoffentlich auch die Eintragung: „Wohlbefinden, es geht mir gut, ich habe keine Probleme heute.“

Durch ein solches Protokoll kann man die Zusammenhänge zwischen Ernährung und Beschwerden leichter erkennen oder auch feststellen, was man gut verträgt und unbesorgt genießen kann und was man in Zukunft besser nicht isst. Besprechen Sie das Ernährungsprotokoll z.B. auch in einer ernährungsmedizinischen Beratung!

Achten Sie auf Ihr Gewicht!

Wenngleich auch schlanke Menschen nicht vor Sodbrennen gefeit sind, so treten Refluxbeschwerden doch überdurchschnittlich häufig bei übergewichtigen Personen auf. Mit zunehmendem Übergewicht häuft sich die Anfälligkeit für Sodbrennen enorm, das Risiko für Beschwerden steigt auf ein Vielfaches.

Ein übergewichtiger, 180 cm großer Mann mit 115 kg Körpergewicht und einem Body-Mass-Index (BMI) von 35 hat im Durchschnitt dreimal so oft Sodbrennen wie ein gleich großer, schlanker Mann mit 80 kg Körpergewicht. Bei Frauen steigt die Häufigkeit von Sodbrennen noch deutlicher mit dem Übergewicht an.

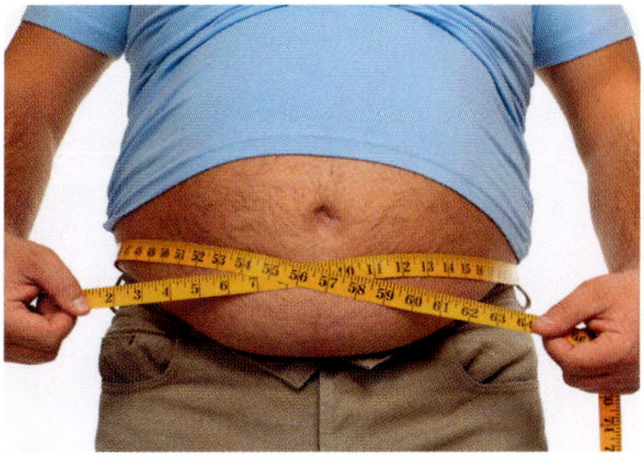

Eine Gewichtsabnahme führt oft zu einer deutlichen Besserung von hartnäckigen Beschwerden.
Achten Sie beim Abnehmen auf eine **ausgewogene Ernährung**! Kohlenhydrate, Eiweiß und etwas Fett sollten auch beim Abnehmen im Speiseplan nicht fehlen. Einseitige Hungerkuren bewirken nämlich nicht nur den Abbau von Körperfett, sondern auch von Muskelmasse.
Ein häufiges Problem nach Hungerkuren ist der sogenannte Jo-Jo-Effekt, durch welchen das Gewicht nach der Nahrungswiederaufnahme höher wird, als es das vor der Hungerkur war. Das passiert, weil die Muskulatur – der Hauptenergieverbraucher – geschwächt wird und der Körper auf Sparflamme stellt.
Eine konsequente **Umstellung der Ernährung** und regelmäßige, tägliche **Bewegung** sind wesentliche Grundlagen für einen lang anhaltenden Erfolg bei der Gewichtsabnahme. Die Empfehlung, fünfmal täglich Gemüse oder Obst zu essen, hat viele gute Auswirkungen: Man nimmt mehr Vitamine und Ballaststoffe zu sich, hingegen weniger Kalorien. Pflanzliches reizt weniger die Magensäureproduktion und schont den Magen.

Die Rezepte in diesem Buch enthalten wenig Fett. Dies hilft beim Abnehmen und wirkt sich auch günstig auf den Verschluss des Muskels zwischen Speiseröhre und Magen aus. Bauen Sie konsequent Übergewicht ab, Sie werden die positiven Auswirkungen spüren!

Empfehlungen für eine gesunde Ernährung

Eine gute Orientierung bieten auch bei Sodbrennen die zehn Empfehlungen, welche die „Deutsche Gesellschaft für Ernährung“ (DGE) für eine gesunde Ernährung aufgestellt hat. Diese basieren auf aktuellen wissenschaftlichen Erkenntnissen und lauten wie folgt:

Empfehlungen für eine gesunde Ernährung

Lebensmittelvielfalt genießen Nutzen Sie die Lebensmittelvielfalt und essen Sie abwechslungsreich. Wählen Sie überwiegend pflanzliche Lebensmittel.	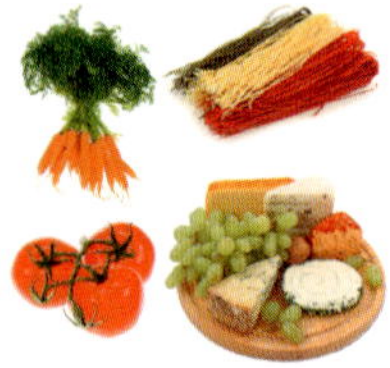
Gemüse und Obst – nimm „5 am Tag“ Genießen Sie mindestens 3 Portionen Gemüse und 2 Portionen Obst am Tag. Zur bunten Auswahl gehören auch Hülsenfrüchte wie Linsen, Kichererbsen und Bohnen sowie (ungesalzene) Nüsse.	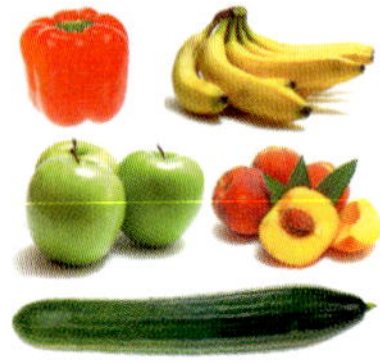
Vollkorn wählen Bei Getreideprodukten wie Brot, Nudeln, Reis und Mehl ist die Vollkornvariante die beste Wahl für Ihre Gesundheit.	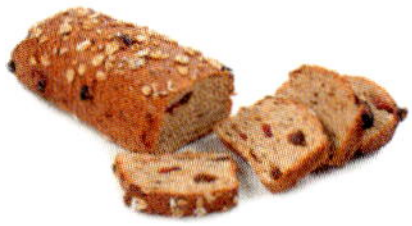
Mit tierischen Lebensmitteln die Auswahl ergänzen Essen Sie Milch und Milchprodukte wie Joghurt und Käse täglich, Fisch ein- bis zweimal pro Woche. Wenn Sie Fleisch essen, dann nicht mehr als 300 bis 600 g pro Woche.	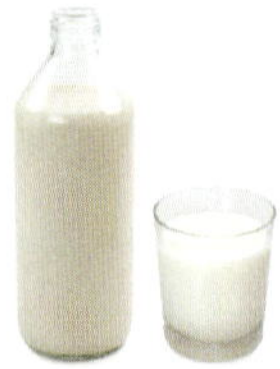

Gesundheitsfördernde Fette nutzen

Bevorzugen Sie pflanzliche Öle wie beispielsweise Rapsöl und daraus hergestellte Streichfette. Vermeiden Sie versteckte Fette. Fett steckt oft „unsichtbar“ in verarbeiteten Lebensmitteln wie Wurst, Gebäck, Süßwaren, Fast-Food und Fertigprodukten.

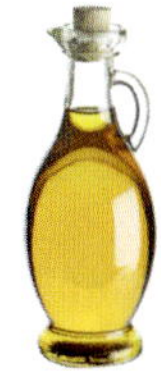

Zucker und Salz einsparen

Mit Zucker gesüßte Lebensmittel und Getränke sind nicht empfehlenswert. Vermeiden Sie diese möglichst und setzen Sie Zucker sparsam ein. Sparen Sie Salz und reduzieren Sie den Anteil salzreicher Lebensmittel. Würzen Sie kreativ mit Kräutern und Gewürzen.

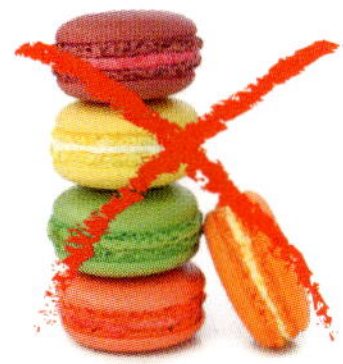

Am besten Wasser trinken

Trinken Sie rund 1,5 Liter jeden Tag. Am besten Wasser oder andere kalorienfreie Getränke wie ungesüßten Tee. Zuckergesüßte und alkoholische Getränke sind nicht empfehlenswert.

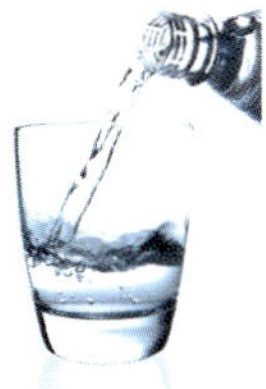

Schonend zubereiten

Garen Sie Lebensmittel so lange wie nötig und so kurz wie möglich, mit wenig Wasser und wenig Fett. Vermeiden Sie beim Braten, Grillen, Backen und Frittieren das Verbrennen von Lebensmitteln.

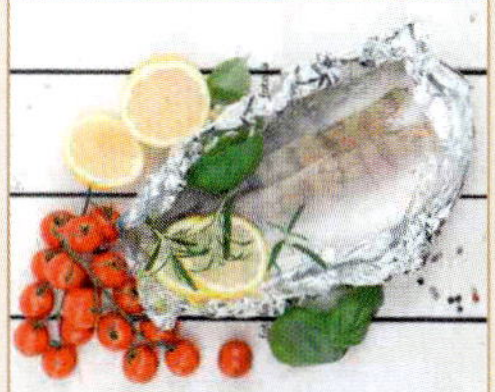

Achtsam essen und genießen

Gönnen Sie sich eine Pause für Ihre Mahlzeiten und lassen Sie sich Zeit beim Essen.

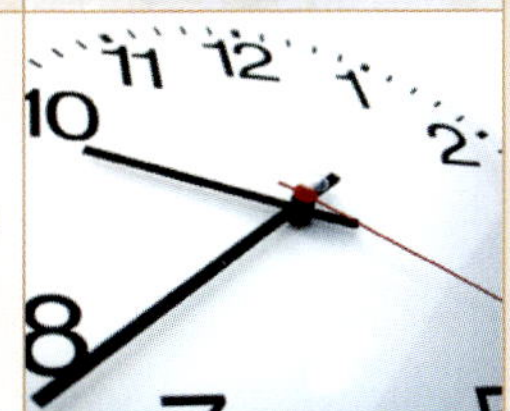

Auf das Gewicht achten und in Bewegung bleiben

Vollwertige Ernährung und körperliche Aktivität gehören zusammen. Dabei ist nicht nur regelmäßiger Sport hilfreich, sondern auch ein aktiver Alltag, indem Sie z. B. öfter zu Fuß gehen oder Fahrrad fahren.

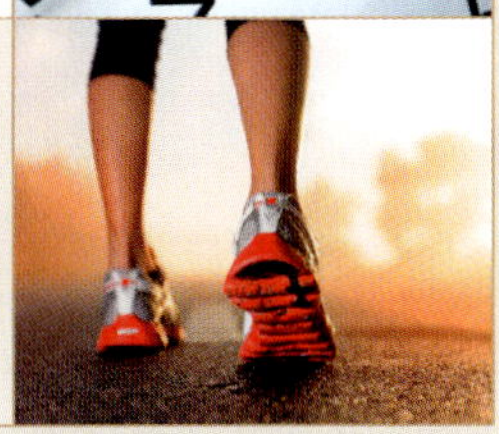

Was tun bei Akutfällen von Sodbrennen?

Hilfsmittel bei Sodbrennen

Das erste, fast immer verfügbare Mittel gegen Sodbrennen ist, ein Glas zimmerwarmes Wasser langsam zu trinken. Halten Sie auch nachts ein Glas Wasser am Nachttisch bereit und schlafen Sie mit erhöhtem Oberkörper.	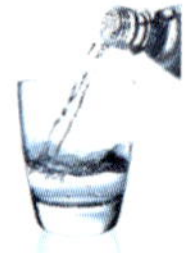
Hilfreiche Teesorten sind Malventee, Kamillentee, Ringelblumenblütentee oder Eibischtee. Bereiten Sie den Tee gemäß Anleitung im Rezeptteil zu und trinken Sie ihn lauwarm und schluckweise.	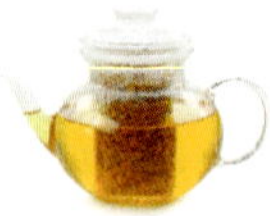
Wenn Sie unterwegs bzw. auf Reisen sind: Packen Sie geschälte Mandeln und Fertigteebeutel für obige Teesorten in Ihre Tasche.	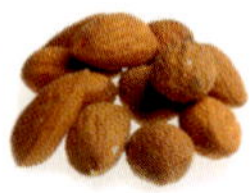
Ein Glas frisch gepresster Karottensaft bringt rasch Linderung.	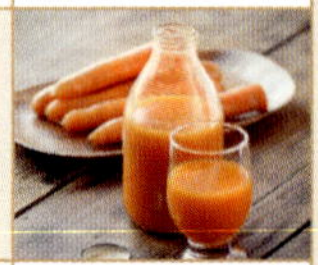
Man kann einige Mandeln, mehrere Leinsamen oder einige Löffel Haferflocken gut kauen, dann schlucken.	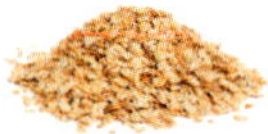
Gut gegen Sodbrennen wirken auch lauwarme Haferschleimsuppe, Reissuppe, Kartoffelsuppe oder Pellkartoffeln. Alles sollte gut gekaut und in kleinen Schlucken verspeist werden.	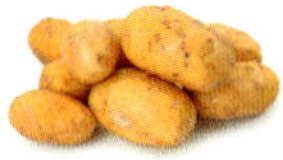
Es helfen auch einige Löffel Milch mit geriebenen Mandeln und Haferflocken.	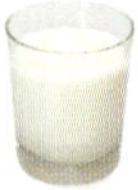

Hinweis

Viele Menschen berichten, dass ihnen etwas fettarme Milch mit Weißbrot helfe. Vorsicht dabei: Große Mengen Milch führen zu einer Gegenregulation im Magen. Das bedeutet, dass etwa eine Stunde nach reichlichem Genuss von Milch medizinischen Untersuchungsergebnissen zufolge die Säureproduktion im Magen auf ein Vielfaches ansteigt. Die untersuchten Mengen bezogen sich auf 3-mal täglich ½ bis ¾ l Milch und führten sogar zu einer verzögerten Abheilung von Magengeschwüren.

Weitere Maßnahmen gegen Sodbrennen

Vermeiden Sie Bücken, gebeugte Tätigkeiten, Pressen oder flaches Hinlegen. Im Stehen oder Gehen hilft die Schwerkraft gegen Reflux, ebenso wie eine gute aufrechte Haltung. Wenn Sie keine Gelegenheit haben, nach dem Essen spazieren zu gehen, sondern im Büro arbeiten müssen, ist es zumindest hilfreich, nicht mit rundem, sondern mit geradem Rücken am Schreibtisch zu sitzen.
Lockern Sie den Hosenbund, wählen Sie lockere Kleidung. Weniger Druck auf den Bauch bedeutet, dass genug Platz da ist und der Inhalt nicht nach oben weicht.

Nicht empfehlenswert!

Immer wieder gibt es erstaunliche Empfehlungen, wie z.B. Schnaps zu trinken. Größeren Alkoholmengen kann man eine betäubende Wirkung zwar nicht absprechen, allerdings trägt das zu keiner Linderung der Beschwerden bei: Alkohol stört den Schließmuskel am Mageneingang und macht ihn undicht, es kommt leichter zu Reflux und Sodbrennen.

Ernährungshinweise bei Schwangerschaft

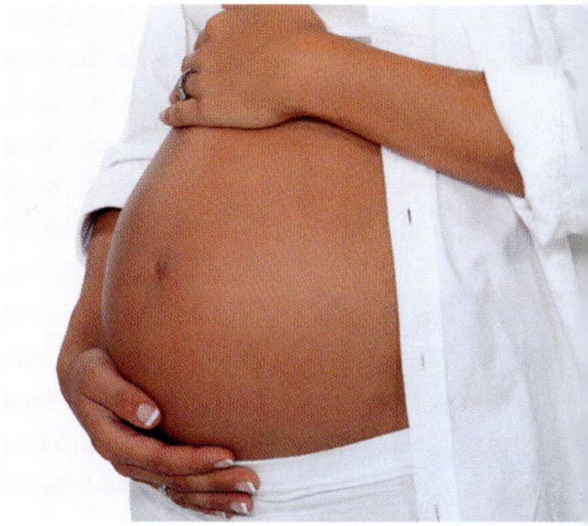

In der Schwangerschaft können Naturheilmittel in Lebensmittelmengen unbesorgt eingenommen werden. Heilteesorten wie Kamillentee, Malventee oder Eibischtee sind mild und können abwechselnd getrunken werden.
Wacholderbeeren und größere Mengen an Petersilie können Gebärmutterkrämpfe und Wehen auslösen. Schwangere sollten diese Mittel daher nicht verwenden, ebenso wenig wie Chinin.

Goldene Ernährungsregeln bei Sodbrennen

Nicht hungern und etwas Bewegung

Legen Sie besser regelmäßig **kleine, qualitativ hochwertige Mahlzeiten** ein, denn hastig im Heißhunger verschlungene, schlecht gekaute Bissen liegen oft lange im Magen. Vermeiden Sie einen übervollen Magen. Dem Inhalt eines üppig gefüllten Magens hält der Speiseröhrenschließmuskel nicht leicht stand. Große Portionen führen zu Völlegefühl, Müdigkeit, erhöhtem Druck im Magen und schnell zu einem Hochfließen von Mageninhalt. Genießen Sie kleine Portionen.

Machen Sie nach der Mahlzeit möglichst etwas **Bewegung**, das regt die Magenentleerung an.

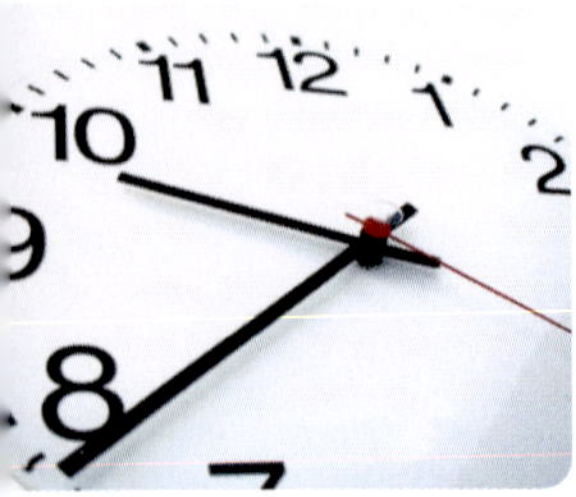

Zeit zum Essen und Temperatur

Nehmen Sie sich Zeit und Ruhe zum Kauen, denn große Brocken liegen lange im Magen. Erst wenn alles klein und fein zerlegt ist, geht es durch den Pförtner, die Engstelle am Ende des Magens, weiter in den Dünndarm.

Essen Sie langsam: Man braucht zirka 20 Minuten, um das Sättigungsgefühl eines vollen Magens wahrzunehmen.

Auch die Temperatur des Essens spielt eine Rolle: Die Aufnahme von eiskalten oder brühend heißen Gerichten oder Getränken führt zu Reizungen und Entzündungen von Speiseröhre und Magen. Am verträglichsten sind **lauwarme Speisen und Getränke**.

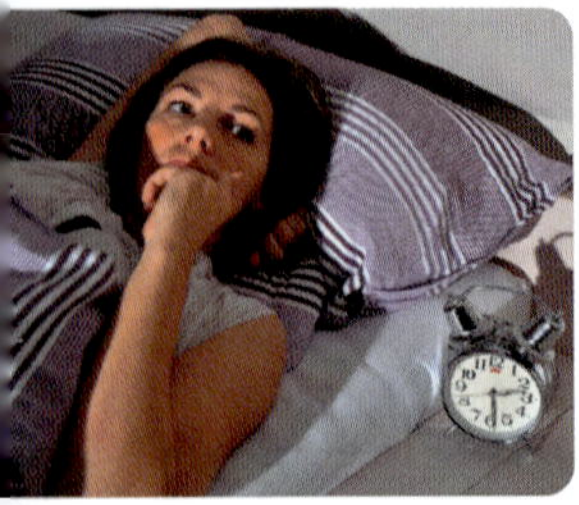

Nächtliches Sodbrennen

Essen Sie nicht vor dem Schlafengehen, sondern drei bis vier Stunden vorher. Ein **frühes leichtes Abendessen** sowie **Schlafen mit erhöhtem Oberkörper** hilft, nächtlichem Sodbrennen vorzubeugen. Die Schwerkraft unterstützt dabei, den Magensaft dort zu halten, wo er hingehört. Gerade abends ist es gut, Schokolade, Alkohol und fette Speisen konsequent wegzulassen.

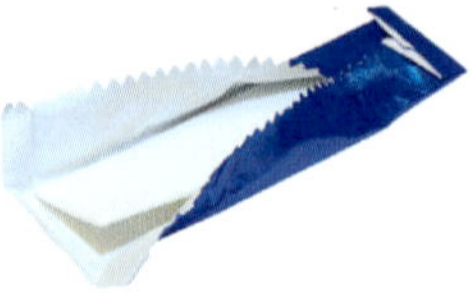

Kaugummi nach dem Essen

In einer Untersuchung wurde die Säuremenge in der Speiseröhre nach dem Essen getestet. Man fand heraus, dass eine Stunde Kaugummikauen nach dem Essen mindestens für eine Stunde bis hin zu drei Stunden zu einer anhaltenden **Verminderung der Säurebelastung** in der Speiseröhre führt. Der Kaugummi vermehrt den Speichelfluss, neutralisiert die Säure und trägt zur Spülung der Speiseröhre bei. Die Testgruppe war zwar nicht groß (36 Personen), dennoch kann sich ein eigener Versuch mit Kaugummikauen lohnen, allerdings nicht mit Pfefferminz-Kaugummi (siehe unten).

Vorsicht bei Schokolade und Pfefferminz!

Die Inhaltsstoffe von **Kakao** wirken auf den Schließmuskel zwischen Speiseröhre und Magen entspannend, sodass er nicht schließt. Besonders abends kann Schokolade leicht zu nächtlichem Sodbrennen führen. Schokocremes, Schokosirup, Schokolade und Nougatkrapfen sind überdies auch meist sehr fett und liegen lange im Magen. Oft ist diesen Produkten Milchzucker zugesetzt, den viele Menschen nur in kleinen Mengen vertragen. Bei Milchzuckerunverträglichkeit kommt es zudem zu Übelkeit, Blähungen und Durchfall.

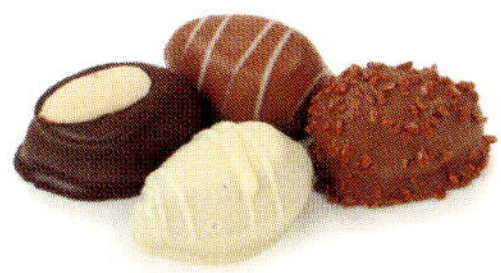

Pfefferminz bewirkt einen schwächeren Verschluss des Speiseröhrenschließmuskels. Mageninhalt fließt in die Speiseröhre zurück und verursacht Schmerzen. Pfefferminztee, Pfefferminzlikör, Pfefferminzkaugummis und manche pfefferminzhaltige Magenteemischungen verstärken Refluxbeschwerden und Sodbrennen.

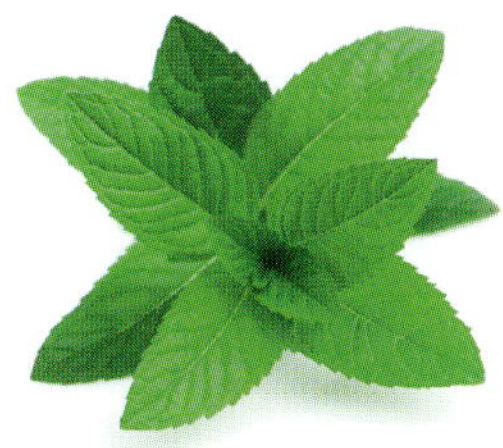

Achten Sie auf die Getränkeauswahl!

Zuckerhaltige und kohlensäurehaltige Getränke wie Limonaden und Sportgetränke führen häufig zu Sodbrennen.

Mineralwasser

Mineralwässer mit hohem Hydrogencarbonatgehalt ab 1300 mg/l neutralisieren Magensäure. In diversen Studien mit vorläufig kleinen Teilnehmerzahlen führten Trinkkuren mit 1,5 l Mineralwasser über den Tag verteilt, morgens sowie vor und während der Mahlzeiten getrunken zu einer deutlichen Linderung von Sodbrennen. StudienteilnehmerInnen berichten von wesentlich kürzeren und selteneren Beschwerden. Hydrogencarbonatreiche Mineralwässer sind z. B Sicheldorfer, Preblauer , Johannisbrunnen, Longlife , Radenska, Juvina, Peterquelle.

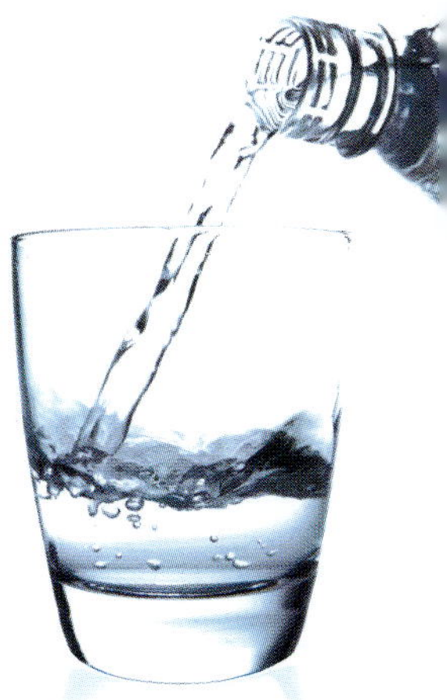

Zu Vor- und Nachteilen der Mineralwässer gibt es eine lebhafte Diskussion. Hydrogencarbonat ist nicht mit Kohlensäure zu verwechseln, diese ist als Sprudel bekannt. Kohlensäure könnte eventuell zu Aufstoßen und Sodbrennen führen, allerdings wirkt sie gegen Keime, während stilles Mineralwasser mit Keimen belastet sein kann.

Für Bluthochdruckpatienten

Ob Natrium aus hydrogencarbonatreichen Wässern einen höheren Blutdruck verursachen könnte, darüber gibt es unterschiedliche Meinungen. Natrium-Hydrogencarbonat dürfte den Blutdruck nicht erhöhen. Wesentlich für einen blutdruckerhöhenden Effekt ist der Gehalt an Natrium-Chlorid, also Kochsalz; davon sollte man wenig zuführen. Hydrogencarbonatreiche Mineralwässer mit geringem Chloridgehalt sind z. B. Longlife, Juvina, Preblauer.

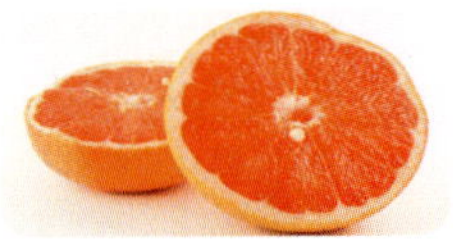

Fruchtsäfte

Besonders **Zitrussäfte**, wie z. B. Orangen-, Grapefruit- und Zitronensaft, führen bei einem Drittel der RefluxpatientInnen zu einer Verstärkung der Beschwerden.

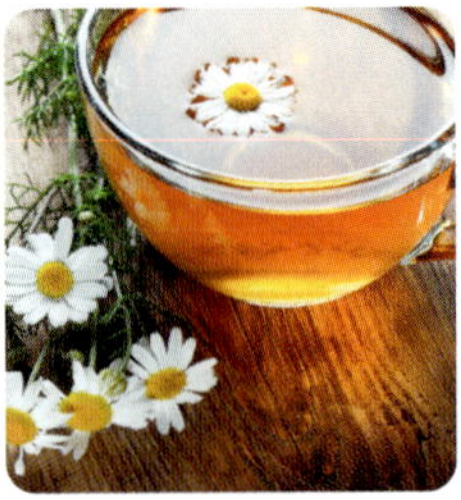

Tee

Bei Gastritis sind **bittere Kräuter** (z. B. Enzian, Wermut) zu meiden, da sie die Produktion von Magensäure anregen.
Pfefferminztee verstärkt Refluxbeschwerden, somit das Rück- bzw. Hochfließen von Mageninhalt in die Speiseröhre. Pfefferminze lockert den Schließmuskel, der hier allerdings schließen sollte. Lockert sich der Schließmuskel, ist der Durchfluss offen.
Koffeinreiche Teesorten wie Eistee, Matetee und grüner Tee können zu Magenbeschwerden führen. Saure Früchtetees wie Hagebutte oder gesüßter Teesirup können ebenso Reizungen zur Folge haben.

Milde Teesorten, die Entzündungen hemmen und schützenden Schleim liefern, sind hilfreich. Dazu zählen die bekannten Heilpflanzen Malve, Eibisch und Kamille. Malven- bzw. Käsepappeltee ist ein klassischer milder Magentee.

Kaffee und Koffein

Auf nüchternen Magen wird Kaffee meist schlecht vertragen. Stark geröstete dunkle und bittere Kaffeesorten vermehren die Säureproduktion im Magen besonders, damit fördern sie Entzündungen, Magenschmerzen und Sodbrennen. **Milde, leicht geröstete Sorten** sind besser verträglich.

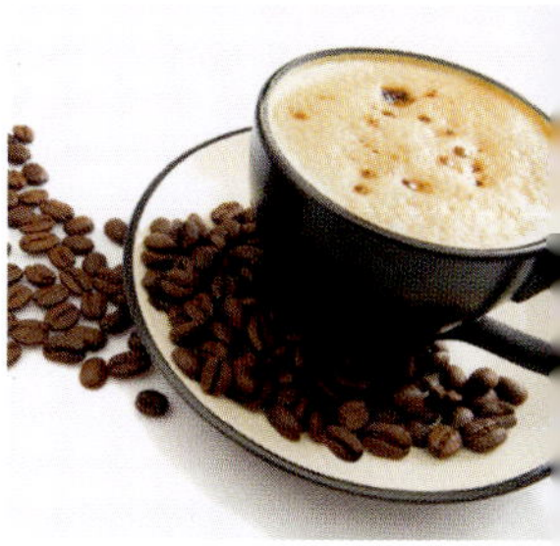

Bei **Schonkaffee** werden Reizstoffe des Kaffees wie Röstprodukte, Säuren und Kaffeewachs herausgelöst. Dadurch wird Schonkaffee zu einer milden Alternative, die man auch mit Koffein probieren kann.

Koffein kurbelt die Magensäureproduktion an und ist in großen Mengen auch in Matetee, Guarana, Cola und Energy Drinks enthalten. Bei akuten Beschwerden sollte man bis zu deren kompletten Abklingen besser eine komplette Kaffee- bzw. Koffeinpause einlegen.

Alkohol

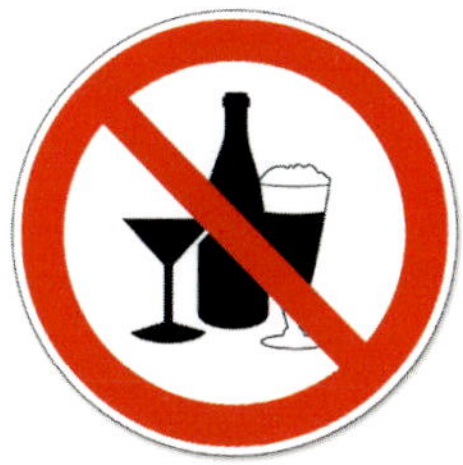

Alkohol stört den Verschlussmuskel der Speiseröhre und führt oft zu Refluxbeschwerden. Die Säure im Weißwein ist ein häufiger Auslöser, während Rotwein gerade noch vertragen wird. Kohlensäurehaltige Getränke entspannen den Speiseröhrenmuskel, er wird weniger dicht und die Kohlensäure stößt auf. Untersuchungen zur Wirkung von Bier zeigten, dass die Magensäureproduktion nach dessen Konsum auf ein Vielfaches steigt.

Bitterstoffe

Schafgarbentee ist leicht bitter und wirkt gut gegen Magenkrämpfe. Bittere Pflanzen wirken verdauungsanregend, gegen Völlegefühl und appetitanregend. Stark bittere Kräuter wie Wermut oder Enzian regen Appetit, Magensaft, Verdauung und Magenentleerung an. Die vermehrte Magensäure kann zu Sodbrennen, Reflux und Entzündungen führen. Bittere Aperitifs, Gin Tonic, Wermut, Enzian- und Artischockenschnäpse lässt man besser weg.

> **Tipp**
>
> 2–3 reife blaue Wacholderbeeren als Tee, mit kochendem Wasser übergossen, werden in der Volksmedizin gegen Völlegefühl mit Sodbrennen verwendet, weil sie Magen und Darm in Bewegung bringen. Dieser Tee sollte maximal dreimal täglich über längstens vier Wochen getrunken werden, da er sich ansonsten nierenreizend auswirkt.

Chinin ist wegen seiner belebenden und anregenden Wirkung bekannt. Dabei handelt es sich um den bitteren Geschmacksstoff in Tonic Water und Bitter Lemon, der aus Chinarinde gewonnen wird. Chinin fördert die Freisetzung von Magensäure und kann den Magen reizen. In kleinen,

Vorsicht! Wermut, Wacholder und Chinin nicht während der Schwangerschaft verwenden!

für gesunde Menschen harmlosen Mengen ist es Bitter Lemon und Tonic Water zugesetzt. Ein bekannter Mix mit Alkohol ist Gin Tonic. Traditionell trank man hoch dosierte chininhaltige Getränke zur Malariaprophylaxe. Chinin kann zudem Wehen auslösen. Bei Reflux, Gastritis und während der Schwangerschaft ist es daher besser, Chinin wegzulassen.

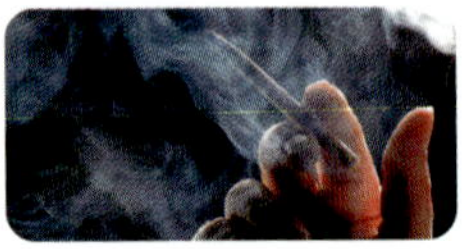

Nikotin

Viele Gründe, auch der Magen, sprechen gegen das Rauchen. Magensäure wird dadurch vermehrt produziert. Gastritis und Magengeschwüre heilen langsamer ab.

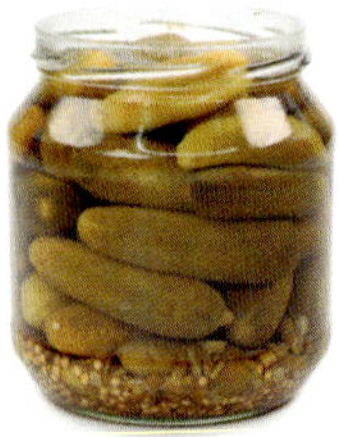

Saure Speisen

Saure Speisen oder Zutaten wie Essig, saure Marinaden, Essiggurken, Essigzwiebeln, Mixed Pickles oder saure Tomatenkonzentrate sind häufig Verstärker von Beschwerden.

Stark gewürzte Speisen, Salziges und Geröstetes

Geröstetes lockt Magensäure. Geröstetes Fleisch, Saucen, Rettich, Knoblauch, Pfeffer, scharfer Paprika oder geröstete Zwiebeln sind häufig Auslöser von Sodbrennen. Vermutet wird auch ein Zusammenhang von reichlichem Salzgebrauch und Zwölffingerdarmgeschwüren.
Nach einer Phase der Umgewöhnung schmeckt das Essen auch mit weniger Salz und Schärfe gut. Frische, schonend zubereitete Lebensmittel haben einen ausgezeichneten Eigengeschmack!

Tipp

Würzen Sie mit Kräutern statt mit Salz und Schärfe.

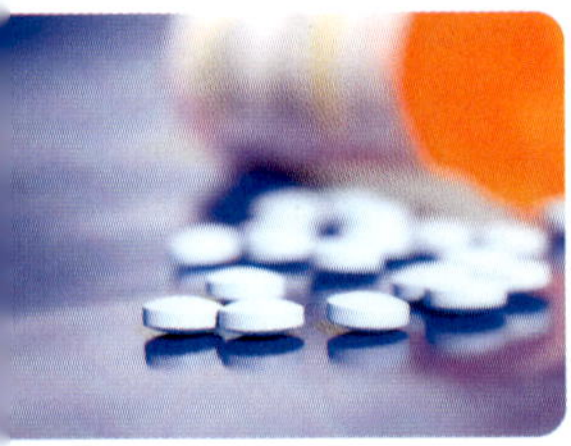

Schmerzmittel

Den Konsum von Schmerzmitteln besprechen Sie bitte mit Ihrer Ärztin bzw. Ihrem Arzt. Übliche Schmerzmittel sind zwar rezeptfrei und leicht erhältlich, trotzdem sind sie bei wiederholtem Gebrauch meist nicht gut verträglich und können Entzündungen und Geschwüre im Magen und Darm fördern, besonders in Kombination mit manchen Medikamenten gegen Depressionen. Auch andere Medikamente können ungünstige Wirkungen für Magen und Speiseröhre haben.

Wählen Sie Nahrungsmittel in bester Qualität!

Fette

Fettes Essen begünstigt Reflux, also Sodbrennen. Fett bewirkt einen undichten Verschluss des Speiseröhrenschließmuskels vor dem Mageneingang und eine verlangsamte Entleerung des Magens. Bekannte Auslöser für Reflux sind frittierte, gebackene, panierte Speisen und fettes Fleisch; ebenso Schlagobers/Schlagsahne und üppige Torten.

Hinweis

Fett hat auch einen günstigen Effekt: Es hemmt die Säureproduktion. Achten Sie daher auf den Konsum qualitativ hochwertiger Fette.

Öle

Achten Sie auf die Qualität, dabei gilt die Regel: Eine empfindliche Nase schützt den Magen. Wenn es aus der Fritteuse raucht und in den Augen brennt, kann das für den Magen auch nicht mehr gut sein. So manchen Beschwerden geht der hastige Genuss von Fast Food voraus. Frittierfette werden zur besseren Haltbarkeit und für kürzere Bratzeiten sehr hoch erhitzt. Diese Öle verändern sich chemisch, es entstehen hydrierte Fette bzw. Transfette, die nicht nur den Magen reizen können, sondern auch schlechtes Cholesterin erhöhen und Gefäßerkrankungen fördern. Es sind zwar nach wie vor pflanzliche Fette, sie sind aber aufgrund der chemischen Veränderung nicht mehr gesund.

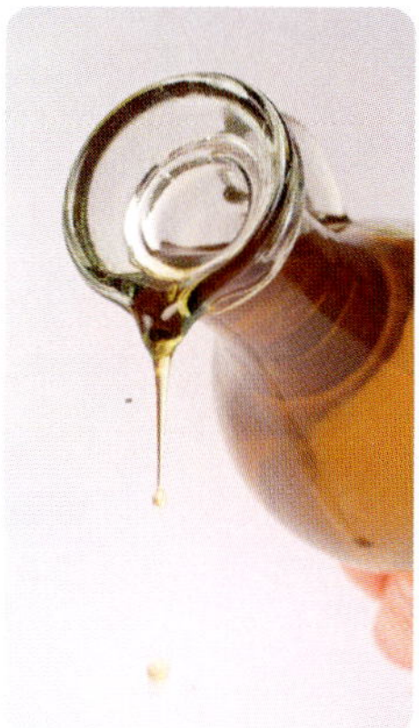

Um Kosten zu sparen und mehr Öl je Kilogramm Rohstoff herauszupressen, können Oliven oder Ölsaate wie z.B. Sonnenblumenkerne beim Pressen hoch erhitzt werden. Empfindliche Menschen können auf diese Öle schnell mit Magenschmerzen, Sodbrennen und Durchfall reagieren.

Naturbelassene, kalt gepresste, native Öle aus der ersten Pressung werden meist gut vertragen, haben ein angenehmes Aroma und sind wertvolle Lieferanten von Vitamin E und Phytosterinen. Dadurch wirken sie cholesterinsenkend und sogar vorbeugend gegen die altersbedingte Vergrößerung der Prostata.

Tipp

Man erkennt kalt gepresste Öle an der Beschreibung auf dem Flaschenetikett, wie z.B. „ausschließlich mit mechanischen Verfahren gewonnen" oder „aus Kaltextraktion". Es ist wichtig, kalt gepresste Öle in Bioqualität zu verwenden, da verwendete Spritzmittel von nicht biologisch angebauten Ölen bei den mechanischen Verfahren im Öl bleiben.

Eiweiß

Eiweiß schließt den Speiseröhrenmuskel und dichtet gegen Reflux ab – dies über einen Botenstoff, der durch die Eiweißbausteine im Magen freigesetzt wird. Allerdings steigert Eiweiß die Säureproduktion im Magen. Insbesondere geröstetes Rindfleisch vermehrt die Magensäure.

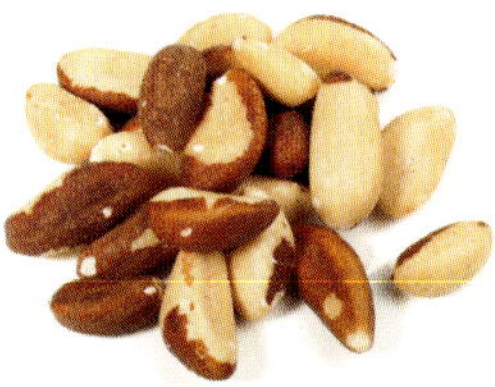

Pflanzliches Eiweiß wie Soja fördert die Magensäureproduktion weniger. Pflanzliches Eiweiß ist in Hülsenfrüchten wie Linsen, Erbsen, Bohnen, Soja, im Getreide, im Mais, in Kartoffeln, Nüssen, Samen und Kernen enthalten.

Eiweißreich sind natürlich auch Milchprodukte, Fisch und Eier.

Zur Deckung des Eiweißbedarfs benötigt man dreimal täglich Eiweiß in der Nahrung.

Kohlenhydrate

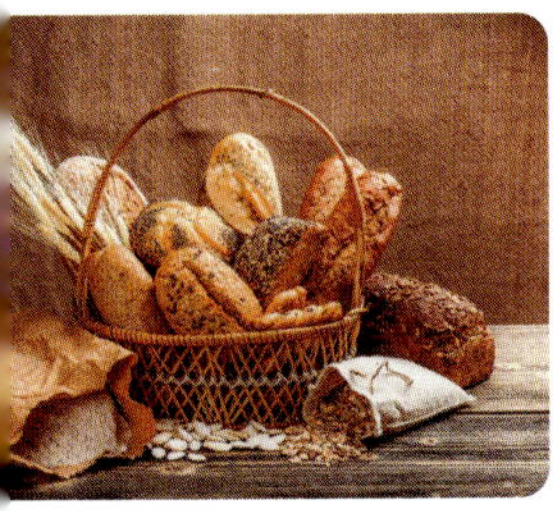

Fein gemahlenes Vollkorngetreide ist zur Linderung von Sodbrennen zu empfehlen. Fein gemahlenes, trockenes Gebäck wie **Grahamgebäck** wird meist gut vertragen. Vollkorngetreide bindet die Magensäure, dadurch wird der ganze Mageninhalt weniger sauer und schneller in den Dünndarm entleert. Vollkorngetreide regen Magen und Darm zu vermehrter Beweglichkeit an, der Magen wird schneller entleert, was Erleichterung bringt.

Grahambrot wird aus fein gemahlenem Vollkornweizen samt Weizenkleie hergestellt. Pumpernickelbrot ist grobkörnig, es wird aus ganzen Roggenkörnern hergestellt.

In den äußeren Teilen eines vollwertigen Getreidekorns (Vollkorn) sind Fasern, Fette, Mineralstoffe (wie Magnesium) und Vitamine (wie Nerven und Psyche stärkendes Vitamin B1 und Vitamin B6) enthalten.

Tipp

Gemahlenes Vollkorn, also Vollkornmehl, sollte rasch verbraucht werden, da es sonst ranzig wird.

Die Ballaststoffe des Vollkorns wirken sich günstig auf den Cholesterinspiegel aus. Bei der Herstellung von Weißmehl werden die äußeren Teile des Getreidekorns entfernt, dadurch gehen viele Nährstoffe verloren; übrig bleibt der innere Mehlkörper, der hauptsächlich Stärke enthält.

Ballaststoffe

Ballaststoffe sind verschiedenste pflanzliche Fasern und wenig verdauliche Zuckerarten aus Getreiderandschichten, Kohlgemüse, Zwiebelgewächsen, Hülsenfrüchten, Pilzen und Obstschalen, die unser Dünndarm nicht zerlegen kann. Sie bilden den im Dünndarm unverdauten Ballast und kommen unverändert in den Dickdarm. Im Dickdarm werden viele Ballaststoffe von den Darmbakterien ab- und umgebaut, wobei Gase entstehen. Empfindliche Menschen reagieren auf zu viele Ballaststoffe mit Druckgefühl und Blähungen.
Erhöhter Druck im Bauch und enge Kleidung sind dann häufige Auslöser für Sodbrennen.
Bohnen, Linsen, Zwiebel, Knoblauch und Kohl sind eher in kleinen Mengen verträglich.
Man fand heraus, dass Menschen, die viele Getreideballaststoffe (Vollkorn) essen, seltener Rückfälle bei Zwölffingerdarmgeschwüren erleiden. Getreideballaststoffe binden Magen- und Gallensäuren und regen zu beschleunigtem Transport an. Sie bieten somit einen optimalen Schutz gegen Verstopfung.

Tipp

Es ist sinnvoll aufzuschreiben, was und welche Mengen man verträgt. Es wäre schade, diese Lebensmittel einfach aus der Nahrungsaufnahme zu streichen, da sie viele gesundheitsfördernde Nährstoffe enthalten. Würzen oder Tee mit Fenchel, Anis und Kümmel helfen gut gegen Blähungen und Druckgefühl.

Hafer und Leinsamenschleimstoffe

Hafer enthält wasserlösliche Schleimstoffe, die den Verdauungstrakt auskleiden und abschirmen. Haferschleimsuppe (siehe Rezept auf S. 53) ist ein altes Hausmittel bei Reizungen von Magen und Darm.

Tabelle: Bei Sodbrennen gut bzw. weniger gut verträgliche Lebensmittel

	meist gut verträgliche Lebensmittel	meist nicht gut verträgliche Lebensmittel
Fette	• kalt gepresste Öle, schonende Zubereitung • Olivenöl, Sonnenblumenöl, Avocado	• fette Suppen, Sahnesauce, Sahnecremesuppe, Mayonnaise • geröstete, frittierte, panierte Lebensmittel
Getreide	• Haferschleim • Grieß, Vollkorn, Couscous • Vollwertreis, Parboiled Reis, Basmatireis • Hartweizengrießspaghetti, Bulgur • fein gemahlenes Vollkornbrot, Grahamgebäck • abgelegenes Gebäck	• Weißmehl, Mehlspeisen • Klebe- und Jasminreis • fettes Gebäck wie Laugenkipferl, Croissant, Donut, Krapfen • frisches Brot
Snacks und Obst	• einige geschälte Mandeln • selbst gemixtes, zuckerfreies Müsli • Banane, Birne, Melone, Kompotte ohne Zucker • Erdbeeren, milder Apfel, Pfirsich, Mango, Weintrauben • Maroni/Esskastanien	• Schokolade, fette Torten, Sahnetorten • Konfekt, Eiscreme • Orangen, Grapefruit, Kiwi • abends rohes Obst • unreifes Obst, saurer Apfel • saure Säfte wie Zitronen- und Orangensaft, Tomatensaft
Gemüse	• frisches, schonend zubereitetes Gemüse • Kartoffeln, Karotten, Sellerie, Zucchini, Fenchel • Spargel, Brokkoli, Blumenkohl/Karfiol, Spinat, Kürbis • Blattsalate • einige Tropfen Zitronensaft • einige Tropfen Limettensaft	• abends Rohkost • Pommes frites • Kartoffelchips • Ketchup, saure Tomaten • saure Marinaden, Essiggurken • Knoblauch, Paprika, geröstete Zwiebel • scharfer Rettich
Hülsenfrüchte	• gut durchgegart, Sprossen blanchiert • kleine Mengen	• große Mengen an Linsen, Bohnen, nicht durchgegart, vor dem Schlafengehen • Erdnusslocken

Milch-produkte	• fettarme, milde Milchprodukte • Topfen/Quark, Frischkäse, Mozzarella, Ricotta, Camembert light • Hüttenkäse, milder Feta, Biojoghurt, Joghurt mild, Harzer Käse • Butterkäse	• Sahne und Käsesaucen, fetter Käse • gebackener Brie, abends saures Joghurt
Fleisch	• gekochtes, leicht gebratenes Fleisch • Braten abgetropft • Huhn, Pute, mageres Rind • magerer Kochschinken	• Fett; frittiertes, paniertes, über offenem Feuer gegrilltes Fleisch • stark angebratenes, geröstetes, salziges, scharfes, geräuchertes Fleisch • geröstetes Rindfleisch • fette Leberwurst, Blutwurst, Bratwurst, Mettwurst
Eier	• weiches Ei, Eierspeise, Omelette	• Schinken und Ei scharf gebraten, hartes Ei
Fisch	• leicht gebratener, gegrillter, gedämpfter Fisch • auf Backpapier	• Aal, Thunfisch in Öl, geräucherter Fisch • gebackener, panierter Fisch
Getränke	• Kamillentee • Malven-/Käsepappeltee • Ringelblumenblütentee • Eibischtee • Kümmel-, Fenchel-, Anistee • Schafgarbentee • Wasser • Schonkaffee, koffeinfreier Kaffee	• Bitter Lemon, Gin Tonic • Pfefferminz, Grüner Tee • Alkohol, besonders saurer Weißwein, Aperitif, Schnäpse • saure Früchtetees, Teesirup, Eistee • Kohlensäure, Bier • Cola, gezuckerte Getränke, Softdrinks • stark gerösteter Kaffee, Kaffee auf nüchternen Magen

Anmerkung zur Tabelle: Achten Sie bitte auch auf Ihre Selbstwahrnehmung, was Sie gut bzw. weniger gut vertragen, da Menschen unterschiedlich auf die Lebensmittel reagieren.

Magenschonende Zubereitungsformen

Dämpfen ohne Druck und **Dünsten** unter einem Deckel bringen den Eigengeschmack frischer Lebensmittel sehr gut heraus. Man benötigt durch diese Zubereitungsarten auch weniger Gewürze und Schärfe.
Verträglich sind auch **leichtes Anbraten**, **schonendes Grillen** oder **fettarmes Kochen**. Fettränder sollte man idealerweise bereits bei der Vorbereitung entfernen, das Bratenfett im Backofen abtropfen lassen und abschöpfen.
Verwenden Sie **beschichtete Pfannen**, dann brauchen Sie nur wenig Öl.

Schlecht sind hingegen rauchende, überhitzte Pfannen, scharf Angebratenes oder Grillgut über offenem Feuer. Zum Grillen kann man alternativ hierzu Folie oder Grilltassen verwenden.

Dämpfen ohne Druck ist eine sehr schonende Zubereitungsform. Das Gemüse schmeckt dann besonders gut und die Vitamine bleiben großteils erhalten, da die Temperaturen nicht über 100° C steigen. Das Gemüse liegt dabei nicht im Wasser, sondern im darüberstehenden Dampf. Der Deckel schließt nicht dicht, es entsteht kein erhöhter Druck im Topf. Man kocht also nicht im Druckkochtopf. Vorsicht, nicht in den heißen Dampf greifen oder schauen!

Zum schonenden Dämpfen gibt es verschiedene Methoden: Man erhält **Topfgarnituren aus Email**, die im Prinzip aus einem Topf für das Wasser, einem daraufsitzenden Topf mit gelöchertem Boden und einem passenden Deckel bestehen. Der untere Topf wird mit einigen Zentimetern Wasser befüllt oder kann auch zum gleichzeitigen Kochen von Reis benützt werden.
In asiatischen Geschäften findet man zum Dämpfen geflochtene **Bambuseinsätze** mit geflochtenem Deckel. Man stellt sie in einen Wok oder in einen Topf. Das Wasser im Topf muss öfter nachgefüllt und der Bambuseinsatz vor dem Kochen gut gewässert werden, damit er nicht anbrennt. Es gibt auch aufwändigere Möglichkeiten wie **Dampfgarer**.

Zum **Dünsten** nimmt man einen Topf mit passendem Deckel. Im Backofen brennt der Topf auch ohne Rühren kaum an, was sehr praktisch bei Eintöpfen ist.

Eine marokkanische **Tajine** besteht aus einem wunderschön bemalten glasierten Tontopf und einem kegelförmigen Deckel und eignet sich für langsamst gedünstete leckere Eintöpfe aus Gemüse, Fleisch oder Fisch. Die Tajine wird traditionell stundenlang am Holzkohlenfeuer oder als moderne Variante einfach am Gasherd bei kleinster Flamme geköchelt. (Siehe auch Rezept auf S. 81.)

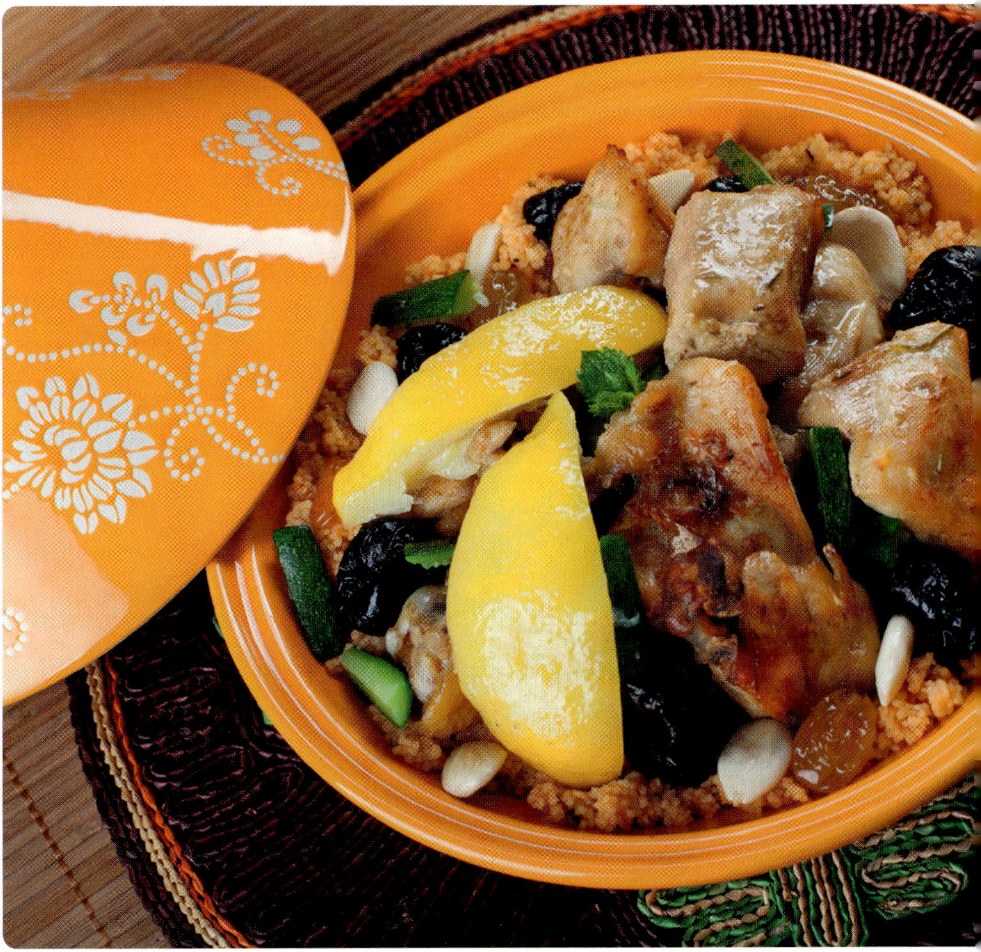

ESSEN GEHEN?

Achten Sie bei der Auswahl eines Lokals auf die Speisekarte: Bietet diese gekochte, gedämpfte Gerichte? Gibt es eine ausreichende Auswahl an Speisen, die nicht gebraten bzw. frittiert wurden? Meist kann man vor Ort auch Kellner und Küche um Hilfe bitten und zu einfachen kreativen Lösungen finden.

Suppen mit Karotten, Grießnockerln, Teigwaren oder Gemüse sind meist erhältlich.

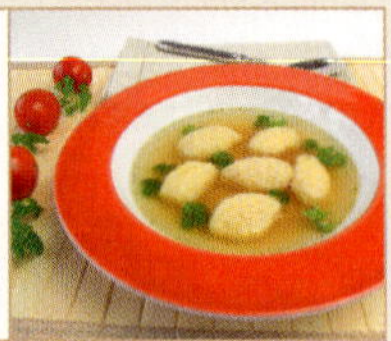

Oft ist es möglich, dass Gerichte **ohne scharfe Gewürze** zubereitet werden. Gewürze wie Chili oder Pfeffer werden bei der Zubereitung häufig erst später zugesetzt. Daher kann man bei der Bestellung darum bitten, die scharfen Gewürze wegzulassen.

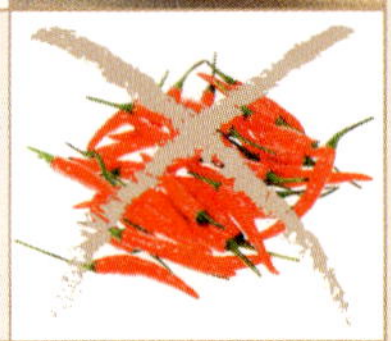

Schnitzel und Gebratenes lassen sich häufig **ohne Panier** bestellen. Empfehlenswert sind auch Kalbschnitzel. Das Wiener Schnitzel bekommt man meist auch als Naturschnitzel nur leicht angebraten. Scharf und dunkel Angebratenes sollte man hingegen vermeiden. Ein gegrilltes Huhn ist dem Backhuhn vorzuziehen.

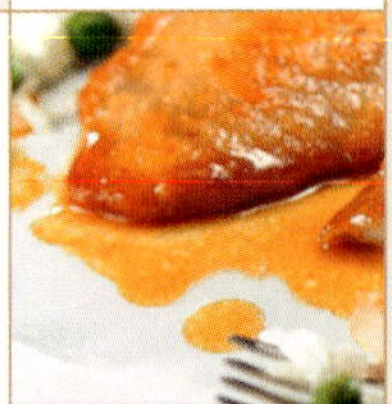

Frittierte **Beilagen** wie Pommes frites lassen sich durch gekochte Kartoffeln oder Reis ersetzen. Gut verträglich sind italienische Risottos, Hühner-Erbsen-Reis oder Gemüsereis, Nudeln und Teigwaren.

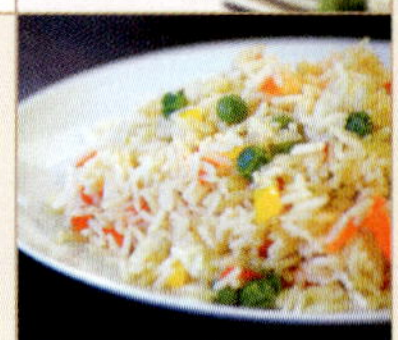

Gegrillter Fisch mit Reis und Gemüse kann ebenso empfohlen werden.

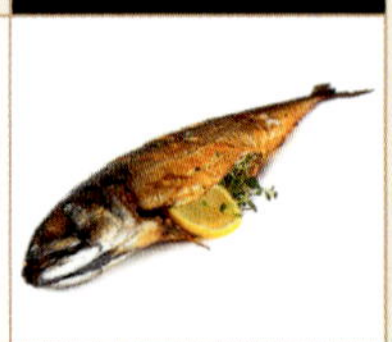

Salate können ohne Marinade bestellt werden. Man kann Olivenöl und eventuell einige Tropfen Zitrone daraufträufeln, eventuell auch mit mildem Joghurtdressing statt Essig bestellen.

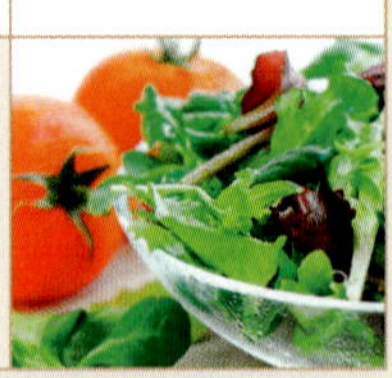

Die **asiatische Küche** bietet viele Reisgerichte mit leckerem Gemüse und Saucen. Die Saucen können manchmal zu scharf sein. Die knusprig gebratene Ente sollte man bei Sodbrennen besser weglassen, auch gebratene Nudeln oder gebratener Reis und Frühlingsrollen können bei Sodbrennen zu fett sein. Leicht gesüßte, gut verträgliche Nachspeisen sind meist Litschi-Kompott oder Kokospudding aus der asiatischen Küche oder Karottenmus im indischen Restaurant.	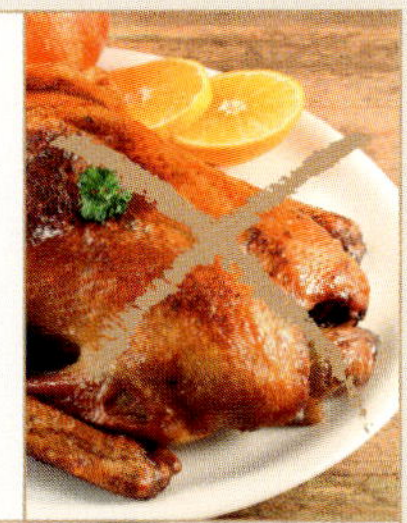
Die **Mittelmeerküche** bietet leckere gedünstete Gemüse-Fleisch-Eintöpfe, die in Nordafrika mit Couscous (ähnlich wie Grieß) oder mit Bulgur (Hartweizengrütze) kombiniert werden und gut verträglich sind.	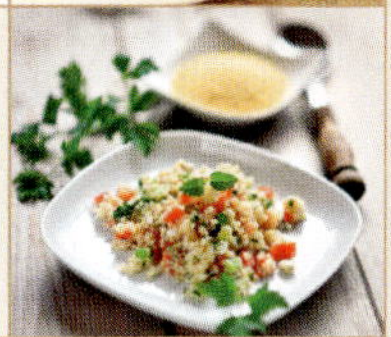
Milchreis als **Nachspeise** ist meist wenig süß und gut verträglich. Gebackene Teigtaschen mit Käse, Honig oder Nüssen lässt man lieber weg. Nicht gut vertragen wird auch der marokkanische Minztee.	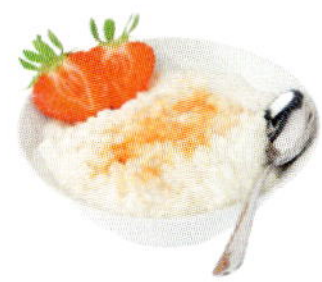

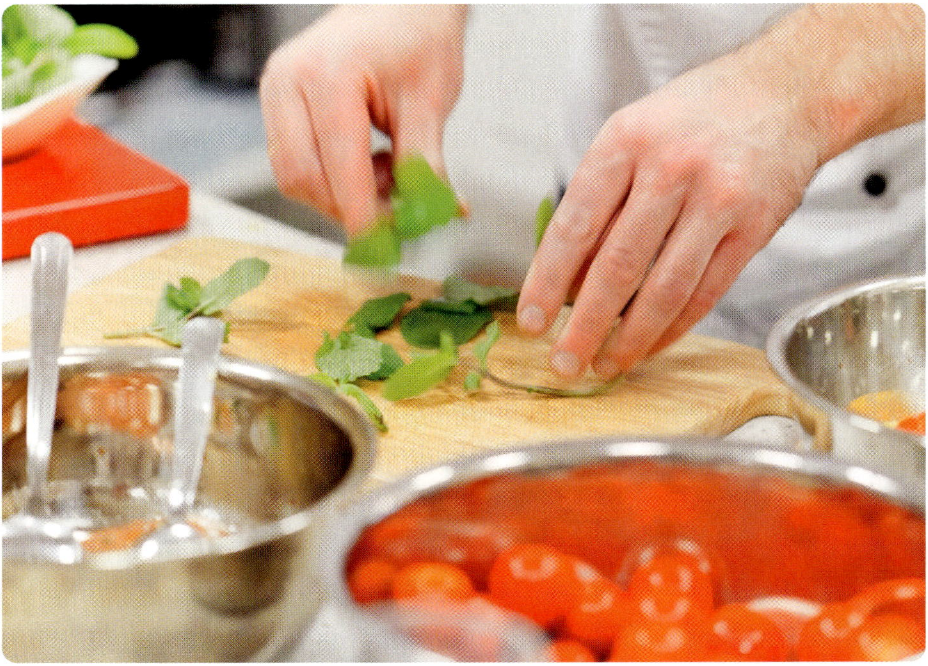

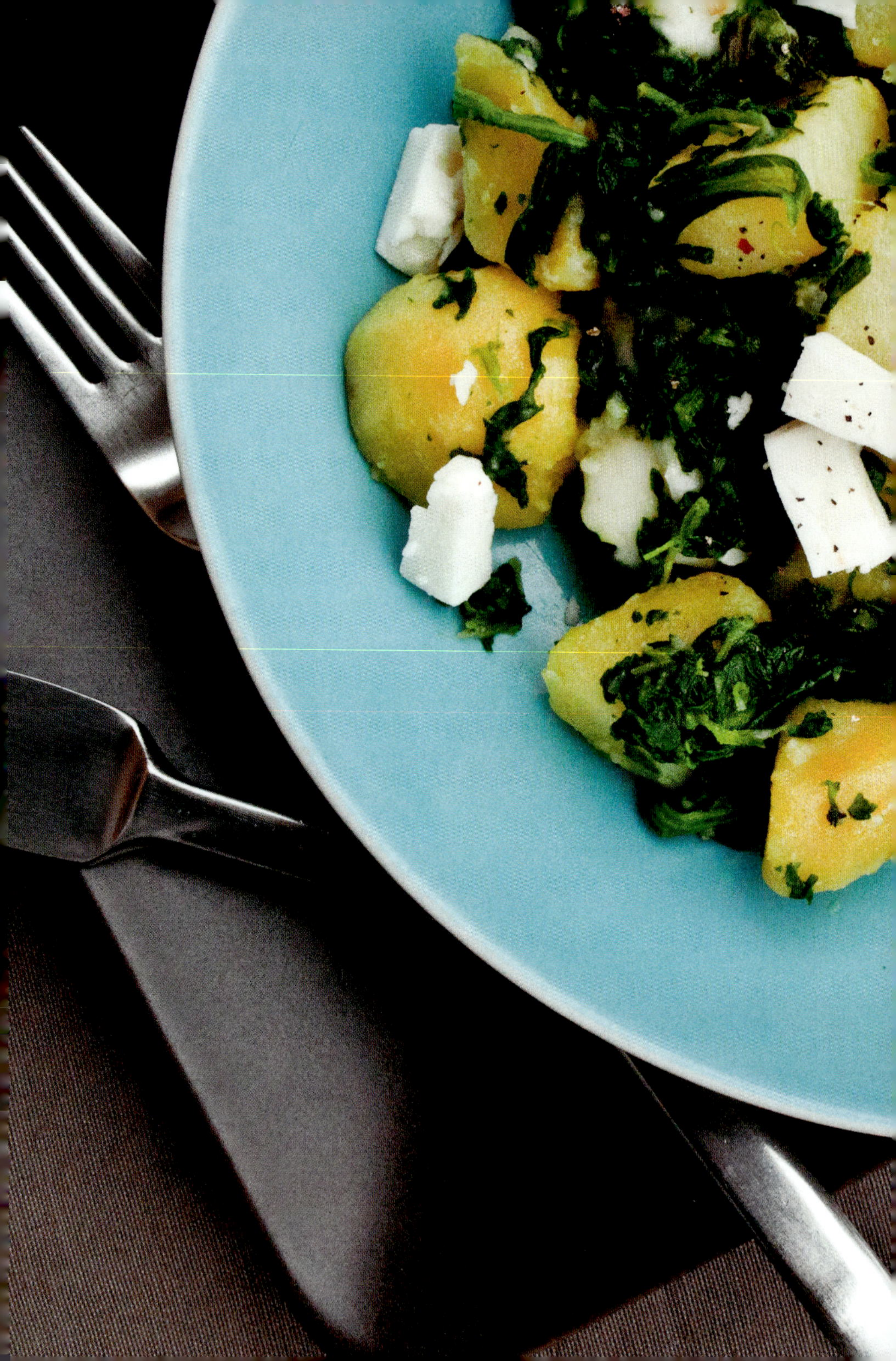

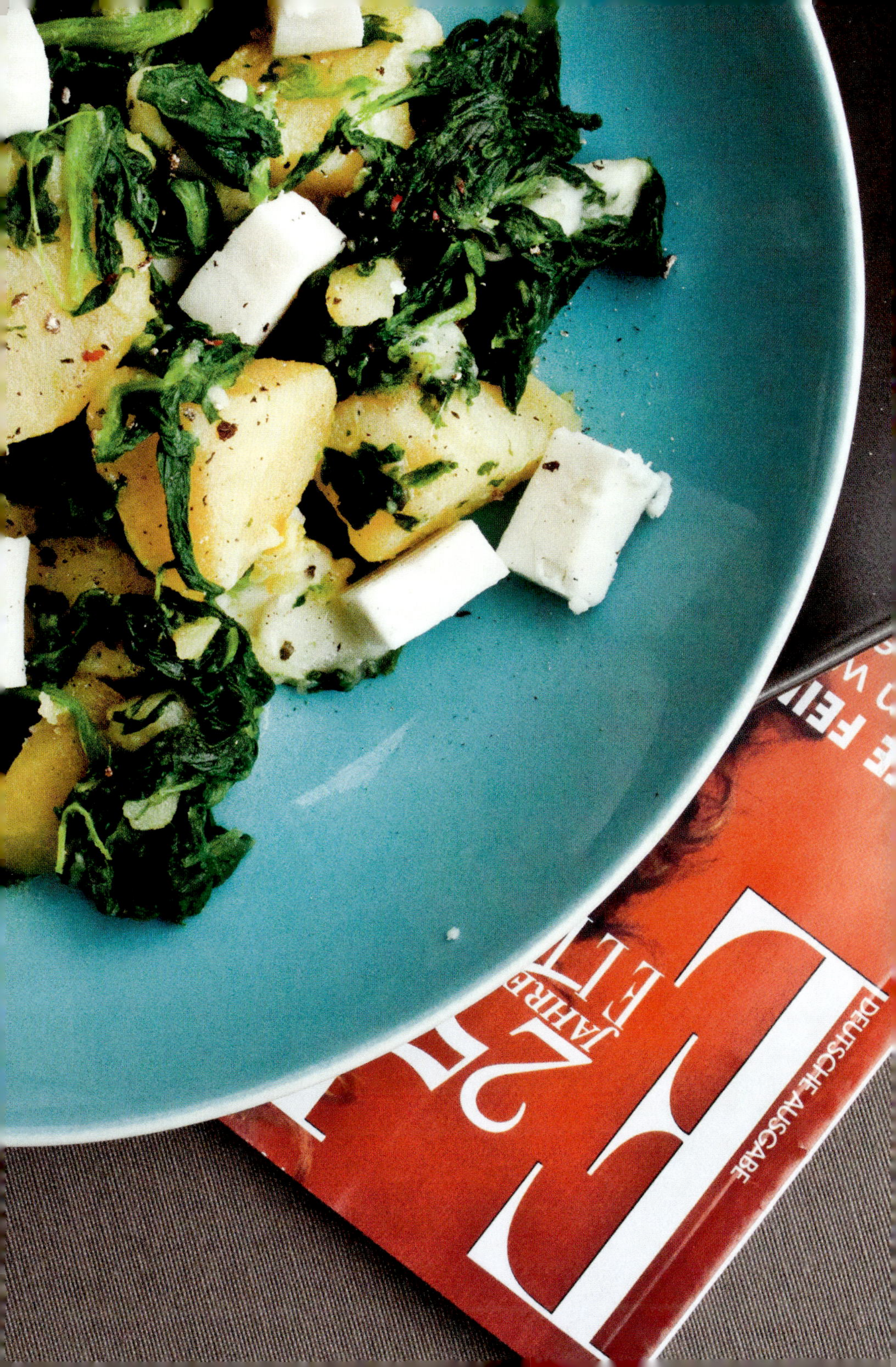
DEUTSCHE AUSGABE

REZEPTE

In diesem Kapitel finden Sie eine Auswahl an schmackhaften und bekömmlichen Rezepten. Der Rezeptteil gliedert sich in folgende Abschnitte:

- Tees und Naturheilmittel
- Frühstück
- Suppen
- Kleine Speisen, Snacks und Beilagen
- Vegetarische Gerichte
- Fischgerichte
- Fleischgerichte
- Süßes & Desserts

Maßnahmen bei akuten Beschwerden

Bei akuten Beschwerden hilft es, die Magensäure zu verdünnen oder auch mit Kalium und magnesiumhaltigen Lebensmitteln zu neutralisieren.

Speiseröhre und Magen können mit schützenden Pflanzenschleimen bedeckt werden, die die Heilung der gereizten Schleimhäute fördern.

Tipps:

- Ein großes Glas zimmerwarmes Wasser trinken.
- Nachts einen Krug Wasser am Nachttisch bereithalten.
- Einige Mandeln gut zerkauen.
- Einige Löffel Milch mit geriebenen Mandeln und Haferflocken verrühren und gut kauen.
- 3 Karotten waschen, abschrubben oder dünn schälen. Karottensaft herstellen, langsam schluckweise trinken.

Würzen

Bei Sodbrennen ist von hohem Salzgehalt in der Nahrung und somit auch von Fertigprodukten und -gewürzen abzuraten. Für Suppen gibt es salzarme Suppenwürzen oder -würfel. Man kann sich auch mit der doppelten Menge Wasser je Würfel behelfen und für intensiveren Geschmack mit Karotten, Kräutern wie Petersilie oder Liebstöckel und einer Messerspitze geriebener Muskatnuss ergänzen.

Aus Suppengrün-Mischungen (Sellerie, Karotten, gelbe Rübe und Petersilie) lässt sich in einer Viertelstunde eine eigene Suppenbasis herstellen. Dazu das Gemüse waschen, schälen, zerkleinern und mit Wasser aufkochen.

TEES UND NATURHEILMITTEL

Tees, die Schleimstoffe enthalten, bilden eine Schutzschicht auf den Schleimhäuten des Verdauungstraktes und wirken lindernd und entzündungshemmend. Sie dienen zur Prävention von Beschwerden oder als Ergänzung einer medikamentösen Behandlung.

Wissen: Verwenden Sie Kräuter in Arzneimittelqualität. Vor allem bei Schafgarbe und Kamille gibt es zahlreiche Unterarten, die unterschiedlich wirksam sind. Manche davon heilen nicht, können jedoch starke Allergieauslöser sein.

EIBISCHTEE

Zutaten für 1 Portion:

- 1 TL Eibischtee
- ¼ l Wasser

Zubereitung:

Eibischtee wird als Kaltwasserauszug zubereitet: 1 TL Eibischtee in 1 Tasse Wasser geben, 90 Min. stehen lassen, öfters umrühren, dann abseihen und zimmerwarm trinken.

SCHAFGARBENTEE

Zutaten:

- 2 TL Schafgarbentee
- ¼ l Wasser (kochend heiß)

Zubereitung:

2 gehäufte TL mit ¼ l kochendem Wasser übergießen, 15 Min. ziehen lassen, abseihen. Bis zu 3 Tassen täglich schluckweise 30 Min. vor dem Essen einnehmen.

Hinweis: Der Schafgarbentee hilft vor allem bei Entzündungen und Krämpfen.

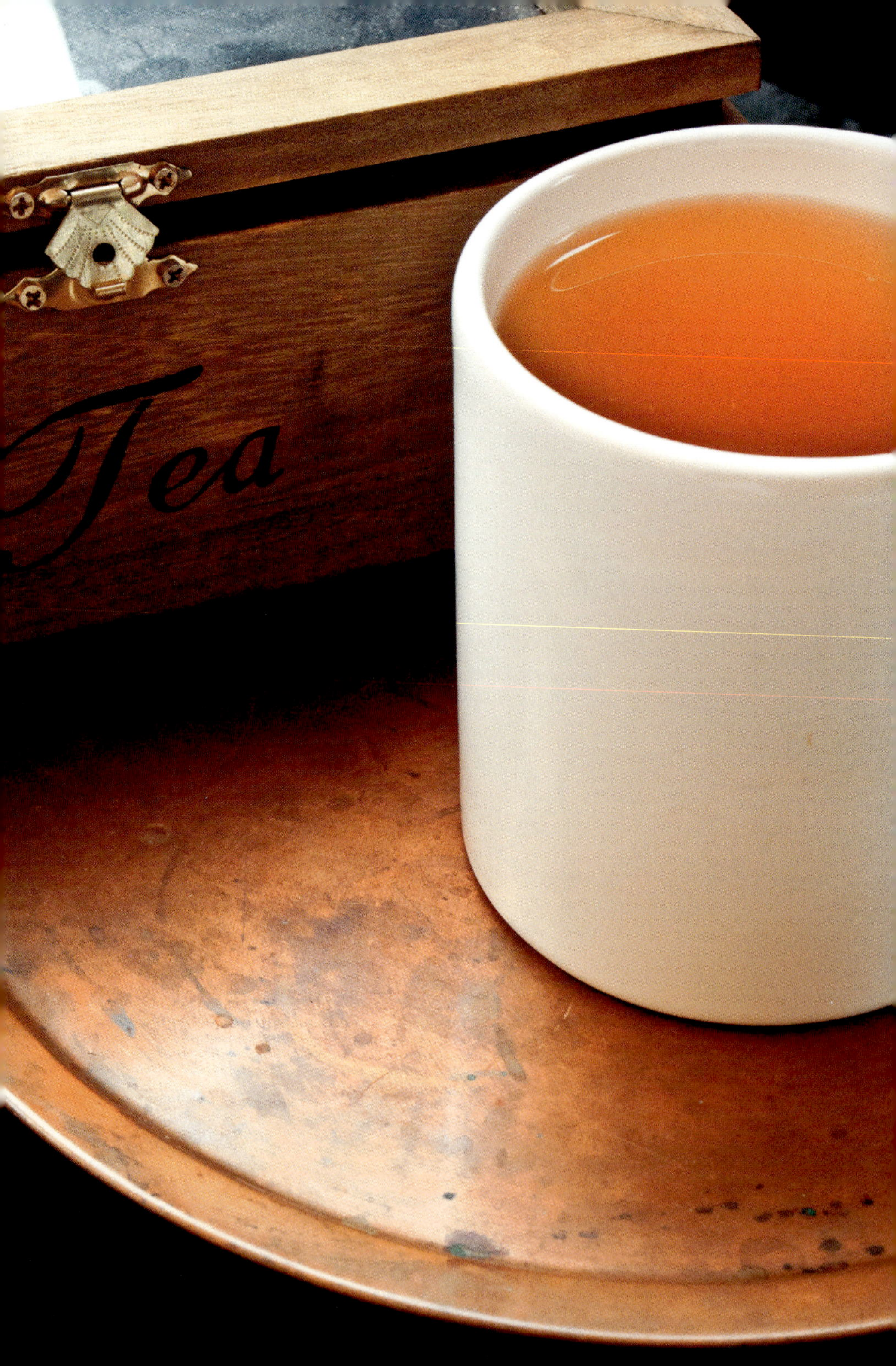
Tea

MALVEN-, KAMILLEN-, RINGELBLUMENBLÜTENTEE

Zutaten für 1 Portion:

- 1 TL Kräuter (Malven, Kamillen oder Ringelblumenblüten)
- ¼ l Wasser (kochend heiß)

Zubereitung:
1 gehäuften TL Kräuter mit ¼ l kochendem Wasser übergießen, 10 Min. ziehen lassen, abseihen. Schluckweise und zimmerwarm trinken.

Wissen: Malven-, Kamillen- und Ringelblumenblütentee sind bei Sodbrennen besonders gut geeignete Teesorten.

HAFERSCHLEIM

Zutaten für 2 Portionen:

- 500 ml Wasser
- 100 g Haferflocken (feinblättrig)

Zubereitung:
Haferflocken in Wasser geben, verrühren und etwa 30 Min. zu einem Schleim zerkochen. In einen Suppenteller geben, lauwarm essen.

Wissen: Hafer enthält wasserlösliche Schleimstoffe, die den Verdauungstrakt auskleiden und abschirmen. Haferschleimsuppe ist ein altes Hausmittel gegen Reizungen von Magen und Darm.

LEINSAMEN

Zutaten für 1 Portion:

- 2 EL Leinsamen
- ¼ l Wasser

Zubereitung:
Besonders gelbe Leinsamen enthalten reichlich schützende Schleimstoffe. 2 EL gelbe Leinsamen im Mörser anbrechen und zerkleinern oder fertig geschrotete Leinsamen verwenden. In gut ¼ l Wasser über Nacht einweichen, morgens kurz aufkochen, durch ein feines Sieb oder Mulltuch abseihen. Den Schleim über den Tag verteilt schluckweise trinken.

KARTOFFELSAFT

Der Saft roher Kartoffeln ist ein traditionelles Volksheilmittel bei Magenbeschwerden. Kartoffeln enthalten reichlich Kalium und Schleimstoffe, die schützen und Säure neutralisieren.

Wegen des möglicherweise erhöhten Solaningehaltes wird keine Empfehlung zur Eigenproduktion gegeben!

Hinweis: Vorsicht ist angebracht, da Kartoffeln das giftige Solanin enthalten, besonders an grünen und auskeimenden Stellen, den sogenannten „Kartoffelaugen". Man muss diese vor dem Kochen immer sorgfältig wegschneiden. Kleine Mengen an Solanin sind in Kartoffeln immer enthalten und werden durch das Kochen im Wasser herausgelöst. Für rohen Kartoffelsaft sollte man sichere, auf den Solaningehalt geprüfte Kartoffelsaft-Präparate aus Reformhandel oder Apotheke verwenden.

FRÜHSTÜCK

MÜSLI

Zutaten für 1 Portion:

- 5 EL Haferflocken
- 1 EL Hirseflocken
- 10 EL Milch
- 2 EL Wasser
- 3 EL Mandeln (gerieben)
- evtl. ½ Banane oder ½ Apfel (mild)
- evtl. 1 TL Rosinen (ungeschwefelt)

Zubereitung:

Haferflocken, Hirseflocken, Mandeln mit Milch, Wasser und Rosinen vermengen, ½ Std. stehen lassen. Banane oder Apfel in kleine Stücke schneiden, dazumischen, servieren.

Wissen: Schwefel und Schwefelsalze – Sulfite – können zur Haltbarmachung von Lebensmitteln zugesetzt werden. Trockenobst, Marmeladen, Kartoffelprodukte, fertige Gerichte, Salate oder Weine können damit gut konserviert werden. Manche Menschen vertragen Sulfite leider nicht, was sich in Erbrechen, Durchfällen, Hautausschlägen oder sogar Asthmaanfällen äußern kann. Kleinste Mengen verursachen meist keine Beschwerden. Sulfite müssen ab einer gewissen Konzentration auf der Verpackung deklariert werden. Der Lupenblick auf die Deklaration lohnt sich. Bei unverpackter Ware gilt die erweiterte Pflicht zur Lebensmittelkennzeichnung erst seit Dezember 2014.

HAFERFLOCKENBREI

Zutaten für 2 Portionen:

- 400 ml Wasser
- 150 g Haferflocken (feinblättrig)
- etwas Vanilleschote (ausgekratzt)

Zubereitung:

Das Wasser zum Kochen bringen. Die Haferflocken einrühren und ca. 30 Min. garen. Vanilleinneres fein zerhacken, einrühren. Den Brei lauwarm essen.

GRIESSAUFLAUF

Zutaten für 1 Auflauf (2 Portionen):

- 200 g Grieß
- 600 ml Milch
- 2 EL Butter
- 2 Pkg. (zu je 8 g) Bourbon-Vanillezucker
- 2 Eier

Zubereitung:
Milch erhitzen, Grieß einrühren; ständig weiterrühren, bis ein dicker Brei entsteht. Das Eiweiß vom Eigelb trennen, zu steifem Eischnee schlagen.
Den Grießbrei abkühlen lassen, dann die Butter, den Vanillezucker und das Eigelb einrühren. Anschließend den Schnee dazumengen. Die Masse in eine gebutterte Form geben und im Backofen bei mittlerer Hitze ca. 10 Min goldgelb backen (mit einer Backnadel testen, ob der Teig nicht mehr klebt). Anschließend aus der Form stürzen. Nach Belieben mit Mandeln verzieren.

Tipp: Dazu Lindenblütentee trinken.

MILCHREIS

Zutaten für 2 Portionen:

- 1 Tasse Reis
- 1 Tasse Milch
- 1 Tasse Wasser
- 1 EL Honig
- 1 Pkg. Vanillezucker
- 1 Apfel (mild)
- 1 kl. Becher Joghurt (mild)

Zubereitung:
Reis in der Wasser-Milch-Mischung weich kochen. Apfel halbieren, putzen, in Stücke schneiden, einrühren, kurz mitkochen. ½ Joghurt, Honig und Vanillezucker einrühren.

Tipp: Dazu Holunderblütentee trinken.

SUPPEN

HAFERSCHLEIMSUPPE

Zutaten für 2 Portionen:

- 500 ml Wasser
- 70 g Haferflocken (feinblättrig)
- 1 Msp. Muskatnuss (frisch gerieben)

Zubereitung:
Haferflocken in Wasser geben, verrühren und etwa 30 Min. zu einem Schleim zerkochen. In einen Suppenteller geben, mit Muskatnuss würzen, lauwarm essen.

KARTOFFELSUPPE

Zutaten für 2 Portionen:

- 4 Kartoffeln
- 500 ml Wasser
- 1 Prise Salz
- 1 TL natives Bio-Olivenöl
- Petersilie nach Belieben

Zubereitung:
Kartoffeln waschen, schälen, in Würfel schneiden. Die Kartoffelwürfel in Wasser weich kochen, etwas salzen, 1 TL Olivenöl beifügen, pürieren, nochmals aufkochen und lauwarm essen.
Wenn die Beschwerden nicht mehr akut sind, kann man mit Petersilie würzen: Petersilie waschen, die Blätter vom Stängel nehmen und fein schneiden. Suppe damit bestreuen.

KÜRBIS-REIS-SUPPE

Zutaten für 2–4 Portionen:

- 1 Hokkaido-Kürbis
- ca. 500 ml Wasser
- ½ Suppenwürfel
- 1 Msp. Kardamompulver
- 4 EL Kürbiskerne
- Kürbiskernöl
- 3 EL Sauerrahm/saure Sahne
- 1 Tasse Reis
- 1 Kartoffel

Zubereitung:
Reis waschen und in Wasser mit etwas Salz je nach Packungsangabe kochen.
Kürbis in 4 große Teile schneiden. Inneres weiches Gehäuse samt Kernen mit einem Löffel herausheben. Die großen festen Teile schälen, in Würfel schneiden. 1 Kartoffel schälen und in kleine Würfel schneiden. Alles in einen Topf geben und mit Wasser bedecken. Etwa 10–15 Min. köcheln, bis das Gemüse weich ist. Gegen Ende ½ Suppenwürfel mitkochen. Mit einem Pürierstab pürieren, nochmals aufkochen, bis die Suppe cremig wird. Anschließend mit Kardamompulver und Sauerrahm verrühren. Reis in die Suppe einrühren. Mit einigen Tropfen Kürbiskernöl und Kürbiskernen garnieren.

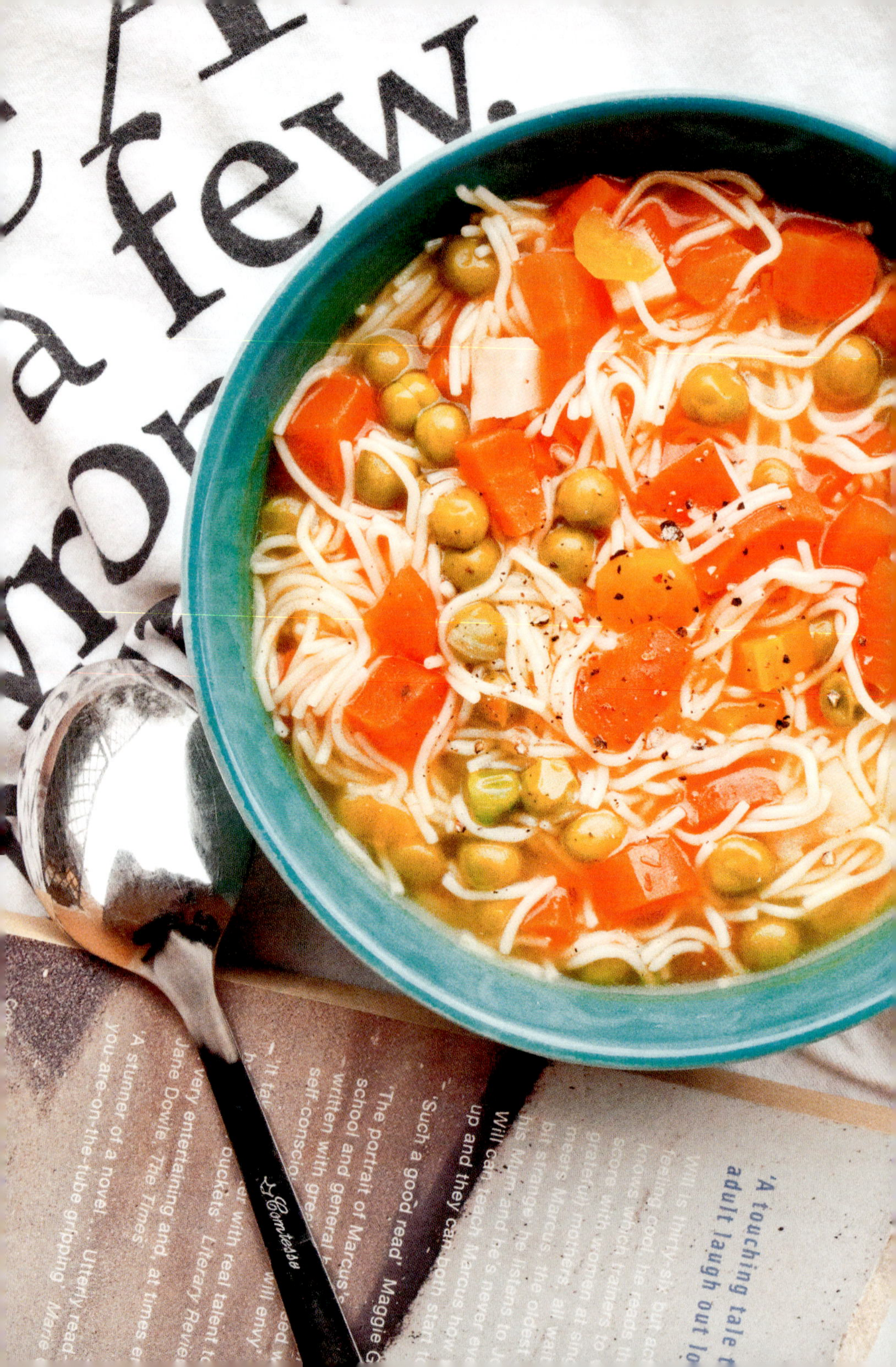
a few.
'Such a good read'

NUDELSUPPENTOPF

Zutaten für 2 Portionen:

- 60 g Vollkorn- oder Hartweizengrieß-Nudeln (Trockengewicht)
- 500 ml Wasser
- ½ Suppenwürfel
- 3 Karotten
- 1 Suppengrün
- 150 g Erbsen

Zubereitung:
Das Gemüse schälen und klein schneiden. In Wasser köcheln lassen, bis das Gemüse halbweich ist, ½ Suppenwürfel beifügen. Gegen Ende die Nudeln nach Packungsangabe mitkochen.

REISSCHLEIMSUPPE

Zutaten für 2 Portionen:

- 1 Tasse Reis
- 500 ml Wasser
- 1 Prise Salz

Zubereitung:
Reis in kochendes Wasser geben, leicht salzen. Etwa 1–2 Std. köcheln lassen, bis die Reiskörner zerkocht sind. Die fertige Suppe lauwarm essen.

SELLERIECREMESUPPE

Zutaten für 2 Portionen:

- 1 Sellerie
- 1 Kartoffel
- 500 ml Kalbssuppe oder Suppenwürfel

Zubereitung:
Selleriewurzel und Kartoffel schälen, in kleine Scheiben schneiden, im Wasser etwa 15 Min. weich köcheln lassen, einen Suppenwürfel mitkochen. Mit dem Pürierstab pürieren. Die Suppe lauwarm essen.

KAROTTENSUPPE

Zutaten für 2 Portionen:

- 4 Karotten
- 500 ml Wasser
- etwas Meersalz
- 1 TL Butter

Zubereitung:
Karotten schälen und in kleine Stücke schneiden. In Wasser ¼ Std. kochen, Salz und Butter dazugeben, pürieren, servieren.

ROTE-LINSEN-KARTOFFEL-KAROTTEN-SUPPE

Zutaten für 3 Portionen:

- 3 Kartoffeln (groß)
- 1 Karotte
- 1 Tasse rote Linsen
- 3 EL Olivenöl
- 1 Suppenwürfel
- 500 ml Wasser
- 5 Kapseln Kardamom

Zubereitung:

Karotte waschen, putzen, in kleine Scheiben schneiden, in Olivenöl zugedeckt leicht andünsten, öfter umrühren. Kartoffeln schälen, in kleine Würfel schneiden, hinzufügen und mitdünsten. Rote Linsen waschen, zuletzt hinzufügen, umrühren und mit Wasser aufgießen. Einen Suppenwürfel und Kardamomkapseln mitkochen lassen. Alles etwa 10–15 Min. weich köcheln lassen.

Tipp: Kardamomkapseln halten länger frisch als Pulver. Sie können sie aber durch Pulver ersetzen.

KAROTTENSUPPE MIT GRAHAMBRÖTCHEN

Zutaten für 2 Portionen:

- 3–4 Karotten
- 500 ml Wasser
- 1 Suppenwürfel
- Petersilie
- 2 Scheiben Grahambrötchen oder abgelegenes Gebäck

Zubereitung:

Die Karotten waschen, schälen und in feine Streifen schneiden. Die Karotten in der Gemüsebrühe ca. 10 Min. weich kochen und frische Petersilienblätter darüberstreuen. Grahambrot in kleine Würfel schneiden, leicht in Olivenöl anbraten und über die Suppe streuen.

GEMÜSESUPPE MIT HAFERFLOCKEN

Zutaten für 2–3 Portionen:

- ½ l Wasser
- 1 Suppenwürfel
- 1 Karotte
- 1 Scheibe Sellerie
- 1 Gelbe Rübe
- 1 EL Olivenöl
- ½ Bund Petersilie
- 1 Msp. Muskatnuss (frisch gerieben)
- 60 g Haferflocken

Zubereitung:

Gemüse putzen, waschen, in Scheiben schneiden und in Olivenöl andünsten. Haferflocken einrühren, mit Wasser aufgießen und etwa 5 Min. kochen. Suppenwürfel hinzufügen, kurz weiterkochen, 1 Msp. frisch geriebene Muskatnuss einrühren. Petersilie waschen, Blätter von den Stängeln zupfen, über die Suppe streuen.

SÜSSKARTOFFELSUPPE

Zutaten für 3–4 Portionen:

- 3 Süßkartoffeln
- 2 Karotten
- 1 Stange Porree/Lauch
- 2 EL Olivenöl
- ¾ l Wasser
- ½ Suppenwürfel
- 1 Msp. Muskatnuss (frisch gerieben)
- 1 TL Fenchelkörner
- 3 EL Sauerrahm/ saure Sahne
- etwas Meersalz

Zubereitung:
Süßkartoffeln und Karotten schälen. Lauch waschen, schälen, alles klein schneiden und unter Rühren in Olivenöl andünsten. Mit Wasser aufgießen und ca. 20 Min. kochen, Suppenwürfel beifügen, alles pürieren. Fenchelkörner beifügen, kurz aufkochen, mit Meersalz, Muskatnuss und Sauerrahm abschmecken.

KARTOFFEL-KAROTTEN-KALBSSUPPE

Zutaten für 2–3 Portionen:

- 300 g Kalbsfleisch
- ¾ l Wasser
- 1 Pkg. Suppengrün
- 3 Kartoffeln (mehlig)
- 1 Karotte (mittelgroß)
- 2 EL Liebstöckel

Zubereitung:
Fleisch und Suppengrün in einen Topf geben und im Wasser etwa 1–1½ Std. zugedeckt köcheln lassen, Fett abschöpfen. Man kann auch Suppenwürfel verwenden, wenn es schnell gehen soll.
Kartoffeln und Karotte schälen, klein schneiden, in der Suppe die letzten 25 Min. mitkochen, salzen. Liebstöckel fein schneiden, hinzufügen.

GERSTENSUPPE

Zutaten für 2 Portionen:

- 50 g Rollgerste
- 100 ml Milch
- 1 Suppenwürfel
- 500 ml Wasser
- 1 TL Fenchelkörner
- 1 TL Kümmel
- 1 TL Anis

Zubereitung:
Rollgerste in 300 ml Wasser 1 Std. köcheln lassen, Suppenwürfel beifügen, pürieren. Fenchel, Kümmel, Anis und Milch dazugeben, kurz köcheln lassen.

KALBSSUPPE MIT GRIESSNOCKERLN

Zutaten für 3–4 Portionen:

- 300–500 g Kalbsfleisch
- 1 Suppengrün
- 1 Gewürznelke
- 1 l Wasser
- 1 Msp. Salz

Grießnockerl:

- 50 g Butter
- 1 Ei
- 80 g Weizengrieß
- 1 Msp. Muskatnuss (frisch gerieben)

Zubereitung der Kalbssuppe:
Fleisch waschen und mit Gemüse und Wasser zustellen, zugedeckt etwa 1–1½ Std. köcheln lassen. Stellt man mit kaltem Wasser zu, erhält die Suppe mehr Geschmack; stellt man mit heißem Wasser zu, bleibt das Fleisch saftiger. Sollte sich beim Kochen eine ölige Fettschicht bilden, kann man diese gleich abschöpfen. Wenn man die Suppe aufbewahren will, vorher alle Zutaten aus der Suppe herausnehmen, abkühlen, in den Kühlschrank stellen und dann die gehärtete Fettschicht abschöpfen.

Zubereitung der Grießnockerl:
Butter erwärmen, mit dem Ei schaumig rühren, Grieß und frisch geriebene Muskatnuss einrühren. 1 Std. rasten lassen. Mit dem Esslöffel Nocken formen, in die kochende Suppe legen und ca. ¼ Std. bei kleinster Flamme ziehen lassen, bis sie schwimmen.

HÜHNERSUPPENTOPF

Zutaten für 4 Portionen:

- 1 l Wasser
- 2 Suppenwürfel
- 4 Hähnchenschenkel
- ½ Blumenkohl/Karfiol
- 2 Karotten
- 250 g grüne Bohnen/ Fisolen
- 100 g Erbsen
- ½ Bund Petersilie
- 1 TL Kümmel
- 1 TL Fenchel
- 1 TL Anis

Zubereitung:
1 l Wasser mit 2 Suppenwürfeln zum Kochen bringen. Hähnchenschenkel dazugeben. Blumenkohl putzen, waschen, in Röschen teilen. Karotten und grüne Bohnen putzen, waschen und mit dem anderen Gemüse zu den Hähnchenschenkeln geben. Gewürze hinzufügen. Ca. ½ Std. weich köcheln, gegen Ende Erbsen dazugeben. Nach dem Kochen das Fleisch ablösen und zurück in den Topf geben, den Knochen entfernen. In einer großen Schüssel anrichten und mit Petersilie bestreut servieren. Suppennudeln nach Anleitung kochen und hinzufügen.

KLEINE SPEISEN, SNACKS UND BEILAGEN

GEDÄMPFTES GEMÜSE

Zutaten:

Man kann verschiedenstes Gemüse dämpfen, z. B. Wurzel- und Knollengemüse wie Kartoffeln, Karotten, Süßkartoffeln, Sellerie, Weiße, Rote und Gelbe Rüben, aber auch Fisolen/grüne Bohnen, Brokkoli, Spinat oder Mangold. **Für den Beginn nach einer Sodbrennen-Episode eignen sich Kartoffeln optimal.**

Zubereitung:

Gemüse waschen, schälen, in Würfel schneiden und etwa 15 Min. dämpfen: Den Dampfeinsatz einlegen sodass das Gemüse im Dampf, aber nicht im Wasser liegt. Wenn Sie das Gemüse mischen, beachten Sie die unterschiedlichen Garzeiten! Gemüse mit der längsten Garzeit zuerst hineinlegen oder am kleinsten schneiden. Später das Gemüse mit der kürzesten Garzeit dazugeben. Zudecken, Wasser aufkochen lassen und Gemüse etwa 10–20 Min. im Dampf garen lassen. Mit der Gabel testen, ob das Gemüse schon weich ist.

Tipp: mit Joghurtkräutersauce oder Frischkäse servieren! Für Feinschmecker: 1 EL Butter oder Olivenöl hinzufügen. Fettlösliche Vitamine wie Karotin, Vitamin D, Vitamin E und Vitamin K werden mithilfe des zugesetzten Fettes auch besser aufgenommen.

Wissen: Brokkoli enthält Sulforaphan. Das ist ein Inhaltsstoff, der den Magenkeim Helicobacter pylori hemmt. Das Bakterium Helicobacter pylori verursacht oft chronische Entzündungen der Magenschleimhaut.

Sulforaphan ist hitzeempfindlich, daher empfiehlt es sich, Brokkoli nur kurz zu dünsten, zu dämpfen, sanft anzubraten oder **Brokkolisprossen** bei Verträglichkeit auch roh zu essen. Brokkolisprossen schmecken sehr scharf. Brokkoli kann man gut mit einer Prise geriebener Muskatnuss oder Mandelblättern würzen.

In einer kleineren Studie halfen 2 × täglich 56 g Brokkolisprossen innerhalb von nur einer Woche, bei einem Drittel der PatientInnen den Helicobacter zu entfernen. Die Brokkolisprossen bekommt man in Bioläden. Sie sind auch als Salatbeilage oder zum Bestreuen von z. B. Kartoffeln geeignet.

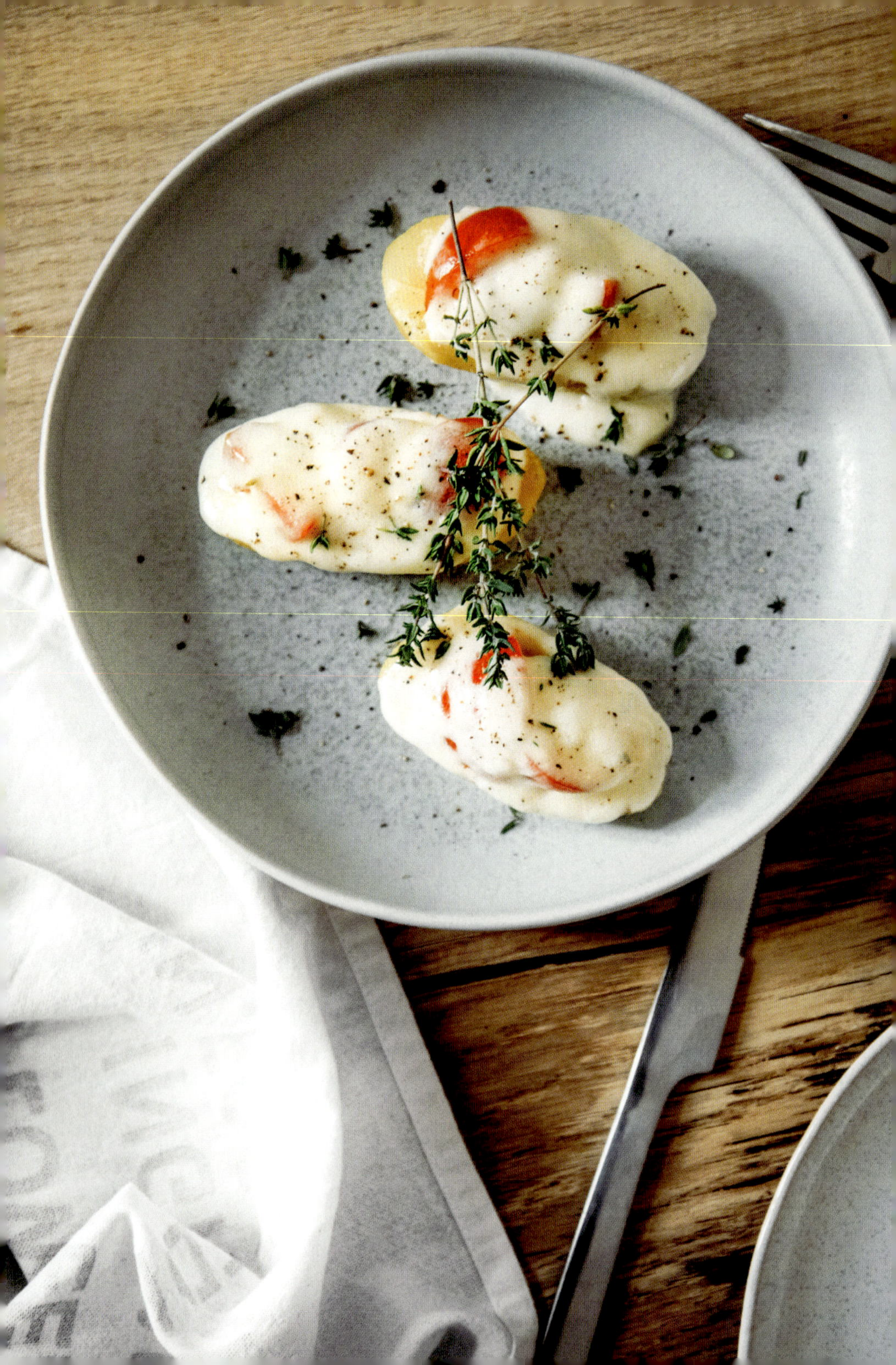

OFENKARTOFFELN MIT MOZZARELLA

Zutaten für 2 Portionen:

- 6 Kartoffeln (mittelgroß)
- 100 g Kirschtomaten
- 2 TL Olivenöl
- Salz
- Thymian oder Koriander
- 100 g Mozzarella

Zubereitung:

Kartoffeln mit Schale nicht ganz weich kochen, dann schälen und halbieren. Tomaten waschen und vierteln. Die gekochten Kartoffelhälften mit einem Löffel etwas aushöhlen. Die entnommenen Kartoffelstücke würfeln, mit den Tomatenwürfeln, dem Olivenöl und Thymian mischen. Die Masse in die Kartoffelhälften füllen. Mozzarella in Scheiben schneiden und auf die gefüllten Kartoffeln legen. Die Kartoffeln im vorgeheizten Backofen bei 180° C backen, bis der Käse zerlaufen ist. Einige frische Thymianblätter oder Koriander daraufstreuen.

GEFÜLLTE ROTE BETE

Zutaten für 4 Portionen:

- 4 frische Rote-Bete-Knollen
- 2 Scheiben Grahambrot (in Würfel geschnitten) oder abgelegenes Gebäck
- 3 EL Olivenöl
- 2 Tomaten
- 2 EL gehackte Kräuter (Petersilie, Oregano, Thymian, Basilikum)
- 200 g Ziegenfrischkäse
- 80 g Ziegengouda zum Überbacken

Zubereitung:

Die Rote Bete schälen, halbieren und ¼ Std. dämpfen. Für die Füllung Grahambrotwürfel in Öl anrösten. Tomaten waschen und würfeln. Grahambrotwürfel, Tomatenwürfel, gehackte Kräuter und Frischkäse verrühren und salzen.

Die Rote Bete mit einem Löffel bis auf einen etwa 1 cm dicken Rand aushöhlen und befüllen. Ziegenkäse in Scheiben schneiden und auf die Füllung legen. Rote Bete auf ein eingefettetes Backblech legen. Im vorgeheizten Backofen bei 150° C etwa 20 Min. überbacken.

Tipp: Beim Zubereiten die Farbe der Roten Bete sogleich nach der Handhabung damit mit Seife von den Händen waschen. Rote Bete färbt sehr und kann daher z. B. auch zu Ostern zum Eierfärben eingesetzt werden.

GURKENGEMÜSE

Zutaten für 2–4 Portionen:

- 2 Salatgurken
- ½–1 Bund Dill
- 1 EL Butter
- Salz

Zubereitung:

Gurken schälen, in Würfel schneiden und in Butter andünsten. Dill waschen, fein schneiden und mitdünsten, etwas salzen.

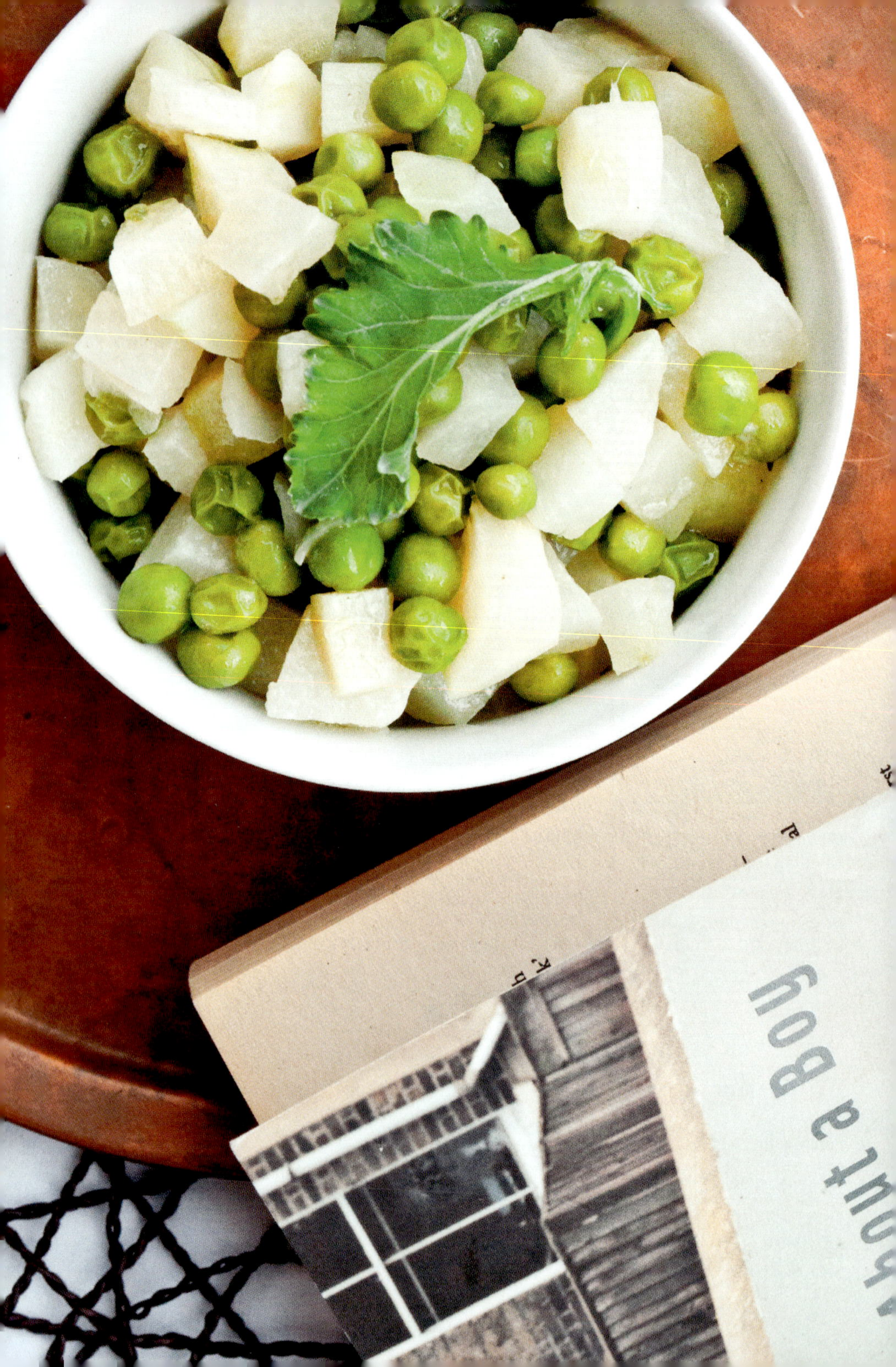

KOHLRABI-ERBSEN-GEMÜSE

Zutaten für 2 Portionen:

- 1 Kohlrabi
- 100 g Erbsen
- 2 EL Olivenöl
- Salz

Zubereitung:

Kohlrabi schälen, in kleine Würfel schneiden, in Olivenöl andünsten; Erbsen hinzufügen, beides weich dünsten, etwas salzen. Kohlrabiblätter darüberstreuen.

AVOCADOTOAST

Zutaten für 2 Portionen:

- 3 Kirschtomaten
- 1 Avocado
- 3 Grahambrötchen oder abgelegenes Gebäck
- Salz
- 100 g Frischkäse
- 6 EL Soja- bzw. Mungobohnensprossen

Zubereitung:

Tomaten halbieren. Die Brötchen mit Frischkäse bestreichen. Avocado in Scheiben schneiden und darauf verteilen. Mit Tomatenscheiben belegen, salzen. Einige Minuten im Griller toasten. Mit Sprossen bestreuen.

BRATKARTOFFELN MIT KRÄUTERDIP

Zutaten für 2 Portionen:

- 5 Kartoffeln (mittelgroß)
- Salz
- 100 g Frischkäse
- 1–2 EL frische Kräuter (je nach Jahreszeit: Dill, Basilikum, Fenchelgrün, Liebstöckel, Spitzwegerichblätter, junge Löwenzahnblätter)

Zubereitung:

Backofen auf 200° C vorheizen. Kartoffeln waschen und bürsten, samt Schale in ca. 8 mm dicke Scheiben schneiden und auf den Rost legen. Etwa 20–30 Min. braten. Kartoffeln herausnehmen; wenn sie Blasen werfen und leicht gebräunt erscheinen, leicht salzen. Kräuter waschen, fein schneiden. Den Frischkäse mit frischen Kräutern bestreuen.

PELLKARTOFFELN MIT PETERSILIE

Zutaten für 1 Person:

- 2 Kartoffeln (mittelgroß)
- Wasser
- Salz
- 1 Bund Petersilie
- 1 EL Olivenöl

Zubereitung:
Ganze Kartoffeln kochen, kurz in kaltes Wasser tauchen, dann schälen, etwas Salz dazugeben. Petersilie in feine Streifen schneiden, darüberstreuen. In einer Bratpfanne Olivenöl leicht erhitzen, Petersilie und Kartoffeln darin wenden.

Serviertipp: Mit Frischkäse servieren. Die Pellkartoffeln passen auch hervorragend zu Fisch.

POLENTA

Zutaten für 2–4 Portionen:

- 3 Tassen Polenta/ Maisgrieß
- ⅛ l Milch, mit Wasser auf die gesamte Flüssigkeitsmenge je nach Packungsangabe ergänzen
- 1 EL Hartkäse (gerieben)
- Meersalz
- 1 EL Butter

Zubereitung:
Wasser mit Milch aufkochen, Meersalz hinzufügen. Polenta langsam einrühren, unter ständigem Rühren je nach Packungsangabe köcheln lassen. Käse und Butter einrühren. Zugedeckt ziehen lassen.

Serviertipp: Polenta schmeckt gut mit Cherrytomaten, Basilikumblättern und Frischkäse garniert.

FENCHELSALAT

Zutaten für 2 Portionen:

- 1 mittelgroße Fenchelknolle
- ½ Limette oder Zitrone

Zubereitung:
Fenchelknolle waschen, putzen, in feine Blättchen schneiden. Mit Limettensaft beträufeln. Mit dem Fenchelgrün garnieren.

AVOCADO-BOCKSHORNKLEESPROSSEN-SALAT

Zutaten für 2 Portionen:

- 1 Avocado
- 50 g Cherrytomaten
- Salz
- ¼ Limette
- 1 TL Bockshornkleesamen oder fertige Sojasprossen bzw. Mungobohnen-sprossen

Zubereitung:

Bockshornkleesamen 3 Tage ankeimen: Hierfür den Samen in einem großen Glas 6 Std. in Wasser einweichen, dann bis auf einige Tropfen abseihen und im entstehenden Wasserdampf zugedeckt an einem warmen Ort stehen lassen. Täglich mit frischem Wasser durchspülen und gut feucht halten. Vor dem Verzehr gründlich waschen und kurz dämpfen oder überbrühen.

Für die Zubereitung die Avocado ausschälen, in Würfel schneiden; die Cherrytomaten halbieren; alles in einer Schüssel anrichten, etwas salzen. Sprossen dazugeben, mit einigen Tropfen Limettensaft beträufeln.

Tipp: Mit allen Arten von Sprossen sauber hantieren und sie abdecken, da die Sprossen sonst leicht schimmeln. Vor dem Verzehr gründlich waschen, da auch Bakterien in der feuchten Wärme wachsen können. Sprossen sollten immer vor dem Verzehr mindestens 2 Min. auf über 70°C erhitzt werden. Man kann sie zum Beispiel über kochendem Wasser dämpfen, in kochendes Wasser tauchen oder in einer Pfanne kurz anbraten.

Wissen: Bockshornkleesamen haben eine magenschützende Wirkung! Bockshornklee wird traditionell als Gewürz in der orientalischen und asiatischen Küche verwendet. Der Klee stammt aus der großen Familie der Hülsenfrüchte, wie z.B. auch Soja und sogar Erdnüsse.

KAROTTEN-WALNUSS-SALAT

Zutaten für 3 Portionen:

- 3 Karotten/Möhren
- ½ Limette oder Zitrone
- 3 Walnüsse (geschält, geviertelt)
- 1 TL Olivenöl
- Salz

Zubereitung:

Karotten waschen, schälen. Mit einer Reibe fein reiben. Olivenöl, Limettensaft, etwas Salz und Walnussviertel unterrühren.

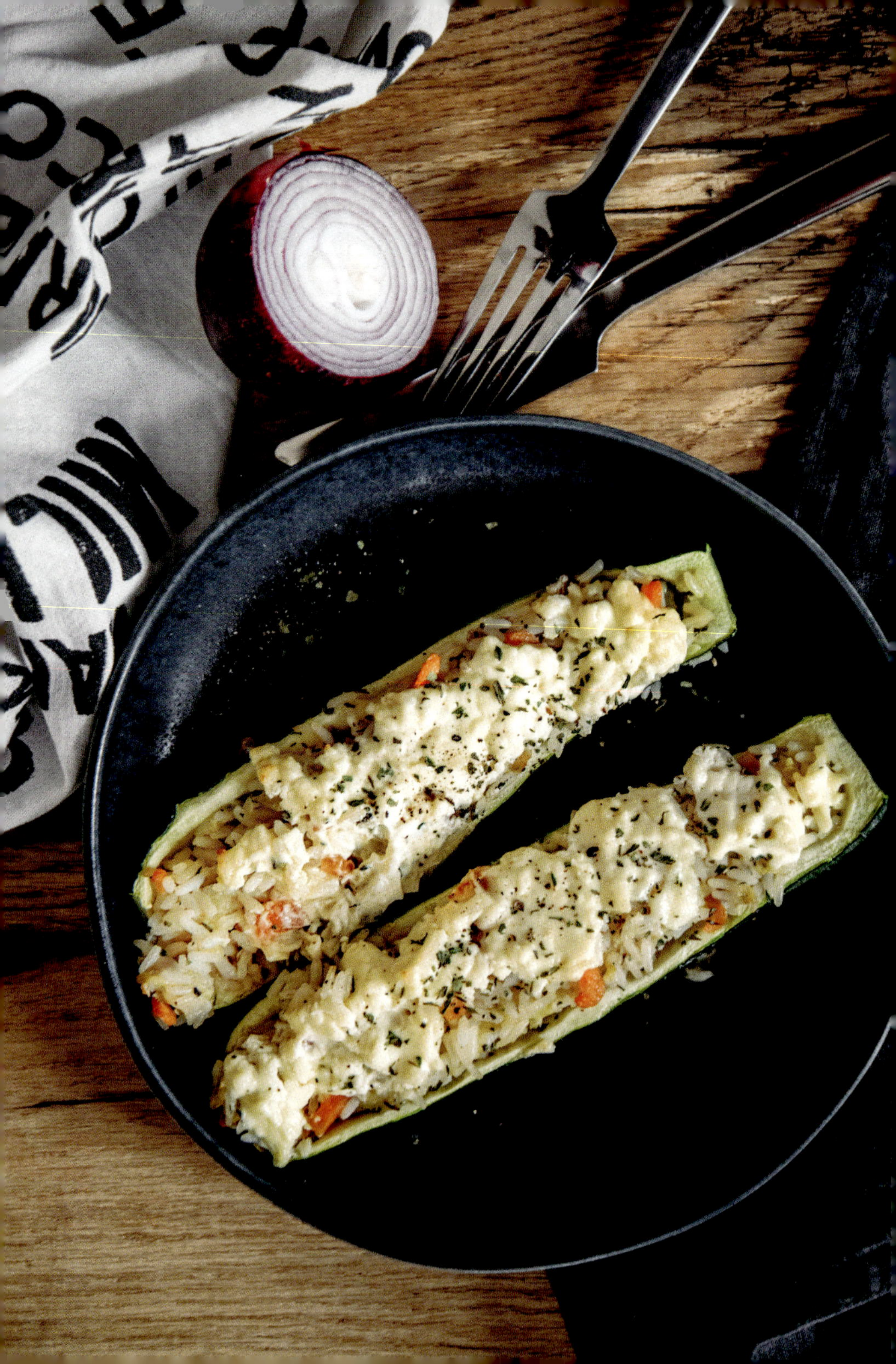

VEGETARISCHE GERICHTE

ZUCCHINI MIT KAROTTEN-REIS-FÜLLUNG UND FRISCHKÄSE

Zutaten für 2 Portionen:

- 1 Tasse Vollkornreis (Naturreis)
- 2 Tassen Wasser
- 2 Zucchini
- 1 Schalotte
- 1 Karotte/Möhre
- 2 EL Olivenöl (kalt gepresst)
- 1 Msp. Salz
- 1 EL Liebstöckelblätter (fein gehackt)
- 50 g Frischkäse

Zubereitung:

Vollkornreis mit zweifacher Wassermenge in einem Topf aufkochen lassen und je nach Packungsangabe zugedeckt leicht köcheln lassen, anschließend noch 15 Min. nachquellen lassen.

Zucchini waschen, der Länge nach halbieren und mithilfe eines Teelöffels aushöhlen. Ausgehöhltes Fruchtfleisch würfeln.

Schalotte und Karotte fein schneiden, zusammen mit den Zucchiniwürfeln in Öl dünsten.

Gemüse mit Reis, Salz und Liebstöckel vermengen.

Reis-Gemüse-Masse in die Zucchinihälften füllen, einige Löffel Frischkäse daraufstreichen, auf ein gefettetes Backblech oder in eine Bratpfanne legen, 15 Min. bei 150° C im Backofen backen.

SPARGEL MIT KARTOFFELN

Zutaten für 2 Portionen:

- 500 g Spargel (frisch, zart, weiß; Frühjahrsspargel)
- 2 Kartoffeln (groß)
- etwas Speisesalz
- 1 EL Butter
- 2 EL Liebstöckelblätter

Zubereitung:

Spargel waschen, die untere Hälfte mit dem Gemüseschäler abschälen, holzige Teile wegschneiden. Bei bitterem Spargel das erste Kochwasser wegschütten und dann den Spargel nochmals in frischem Wasser kochen. Das Kochen des Spargels dauert etwa ½ Std. Die Kartoffeln waschen, schälen und in gut 2 cm dicke Würfel schneiden. Einen Topf mit einigen Zentimetern Wasser füllen und auf den Herd stellen. Die Kartoffelwürfel in einem Dampfaufsatz auf den Topf stellen, gut zudecken und aufkochen. Etwa 10 Min. weich dampfen lassen. Mit einer Prise Salz bestreuen. Auf Tellern mit Spargel anrichten. Butter darauf zerlaufen lassen und Liebstöckelblätter darüberstreuen.

Wissen: Dazu Frischkäse servieren. Spargel eignet sich besonders gut als Beilage zu Fisch und Hühnerbrust.

CHAMPIGNON-KARTOFFEL-STRUDEL

Zutaten für 1 Strudel für 3 Portionen:

- 1 Pkg. Strudelblätter
- 2 Schalotten
- 200 g Champignons
- 3 EL Olivenöl
- 4 Kartoffeln (mehlig, mittelgroß)
- Butter
- Salz
- 1 EL Liebstöckel
- 1 Msp. Muskatnuss (frisch gerieben)
- evtl. 1 Eigelb

Zum Garnieren:

- 100 g Frischkäse
- 1 EL Kräuter (nach Jahreszeit, z. B. Petersilie, Dill, Fenchelgrün)

Zubereitung:

Kartoffeln kochen, schälen, in Würfel schneiden. Schalotten schälen, würfeln, in Olivenöl andünsten. Die Champignons putzen, schneiden, dazugeben; die Kartoffelwürfel hinzufügen. Liebstöckel waschen, fein schneiden, dazugeben, alles salzen und mit Muskat würzen.

Strudelblätter auf ein Stofftuch legen. Butter in einer kleinen Pfanne anwärmen und mit Pinsel oder Messer zwischen den Strudelblättern dünn auftragen.

Die Strudelblätter an einer Seite mit Gemüsefülle belegen, die Enden zum Einschlagen freilassen. Mithilfe des Stofftuchs von der belegten Seite her einrollen, Enden aufklappen und vorsichtig mithilfe des Tuchs auf ein mit Backpapier belegtes Backblech heben. Etwas zerlassene Butter oder Eigelb daraufpinseln und im Backofen je nach Packungsangabe backen.

Kräuter waschen, fein schneiden. Frischkäse mit dem Esslöffel formen, mit frischen Kräutern bestreuen, zum Strudel servieren.

Wissen: Schalotten sind Zwiebeln sehr ähnlich, aber milder und besser verträglich.

TOFU-SPAGHETTI

Zutaten für 2 Portionen:

- 100 g Vollkornspaghetti
- 2 Stangen Sellerie (mittelgroß)
- 2 EL Sonnenblumenöl (kalt gepresst)
- 100 g Kirschtomaten
- 100 g Tofu (geräuchert, mariniert)
- Basilikum zum Garnieren

Zubereitung:

Spaghetti je nach Packungsangabe in Salzwasser kochen. Stangensellerie in feine Scheiben schneiden und in Sonnenblumenöl andünsten. Tofu würfeln und mitdünsten. Tomaten in Viertel schneiden, dann mitdünsten. Alles auf Spaghetti mit Basilikumblättern anrichten.

BROKKOLI-TOFU-WOK MIT CASHEWNÜSSEN

Zutaten für 4 Portionen:

- 250 g Tofu (geräuchert)
- 1 Brokkoli
- 100 g Erbsenschoten
- 50 g Cashewnüsse
- 50 g Soja- bzw. Mungobohnensprossen
- 3 EL Olivenöl (kalt gepresst)
- 4 EL Sojasauce
- 1/4 Limette oder Zitrone
- 2 Tassen Basmatireis
- Salz

Zubereitung:

Tofu in ca. 1 cm große Würfel schneiden. Sojasauce, Limettensaft und 1 EL Öl verrühren. Tofu in der Marinade wenden und 30 Min. ziehen lassen. Brokkoli putzen, in kleine Würfel schneiden. Basmatireis mit Wasser je nach Packungsangabe aufkochen, salzen und bedeckt etwa 10 Min. auf kleiner Flamme köcheln lassen; anschließend unter dem Deckel ausquellen lassen. Reis zum Warmhalten in den Backofen stellen.

Während der Reis köchelt, mit dem Tofu beginnen: 1 EL Öl im Wok oder in einer großen Pfanne leicht erhitzen. Tofu abtropfen lassen, hineingeben und leicht anbraten; dann herausnehmen und zum Warmhalten in den Backofen stellen.

Cashewnüsse in die Pfanne geben und kurz braten, zum Tofu geben. Übriges Öl erhitzen. Brokkoliwürfel und Erbsenschoten darin 5 Min. unter Rühren braten. Marinade dazugeben und Brokkoli weich dünsten. Tofu, Cashewkerne und Sprossen unterheben. Mit Reis servieren.

GNOCCHI MIT GEMÜSE

Zutaten für 2 Portionen:

- 1 kl. Schalotte
- 1 Karotte/Möhre
- 1 Kohlrabi
- 1 Zucchini
- 2 EL Olivenöl (kalt gepresst)
- 200 ml Wasser
- 1/2 Suppenwürfel
- 3 Tomaten
- 1 Pkg. Gnocchi
- 1 EL Petersilie

Zubereitung:

Schalotte schälen und in kleine Würfel schneiden. Karotte und Kohlrabi schälen und in gleich große Würfel schneiden. Zucchini waschen, trocknen und in kleine Würfel schneiden. In einer großen Pfanne Öl erhitzen und das Gemüse darin andünsten. Mit Gemüsesuppe ablöschen. Tomaten in Würfel schneiden und zur Suppe hinzufügen. Gemüsepfanne mit Salz würzen. Einen Deckel auflegen und das Gemüse bei mittlerer Temperatur ca. 10–15 Min. bissfest garen.

Gnocchi je nach Packungsangabe kochen, dann in die Gemüsepfanne mischen. Die Petersilie in feine Streifen schneiden und kurz vor dem Servieren unter die Gemüsepfanne mit den Gnocchi mischen.

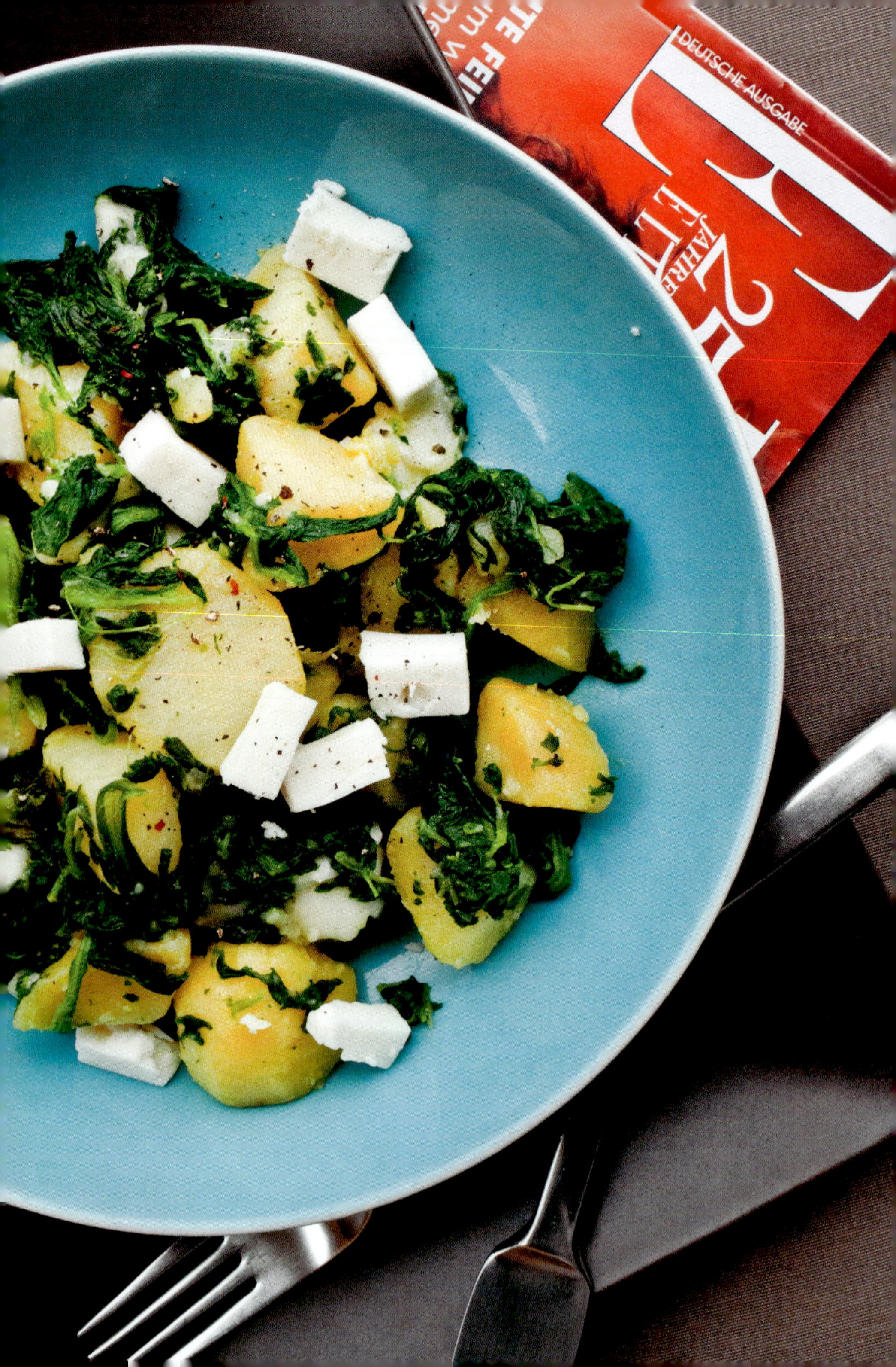
DEUTSCHE AUSGABE

SPINAT MIT ZIEGENKÄSE UND KARTOFFELN

Zutaten für 2–3 Portionen:

- 500 g Kartoffeln
- 500 g Blattspinat
- 100 g Ziegenkäse
- 2 EL Olivenöl (kalt gepresst)
- Salz
- 1 Msp. Muskatnuss (frisch gerieben)

Zubereitung:

Kartoffeln samt Schale etwa 20 Min. weich kochen, dann kurz in kaltes Wasser legen, anschließend schälen. Spinat in einem Sieb zugedeckt über kochendem Wasser im Dampf weich dämpfen oder in Olivenöl etwa 10–15 Min. mit einem Deckel zugedeckt weich dünsten lassen. Käsewürfel, Salz und 1 Msp. frisch geriebene Muskatnuss in den Spinat einrühren. Kartoffeln vierteln und mit dem Spinat vermischen.

GEMÜSEEINTOPF

Zutaten für 2 Portionen:

- 3 Kartoffeln (groß)
- 1 Schalotte
- 100 g Zuckerschoten oder Erbsen
- 1 Zucchini
- 2 Karotten/Möhren
- 100 g Champignons
- 1 EL Olivenöl (kalt gepresst)
- Salz
- 2 EL Liebstöckelblätter
- 2 EL Parmesan (gerieben)

Zubereitung:

Kartoffeln in Würfel schneiden und in einer Pfanne mit heißem Öl unterrühren, andünsten. Gehackte Zwiebeln dazugeben und glasig dünsten. Mit Wasser ablöschen und unter einem Deckel dünsten. Zuckerschoten, Champignons, Zucchini- und Karottenwürfel dazugeben und salzen. 10–15 Min. köcheln lassen und vor dem Servieren mit Käse und Liebstöckelblättern bestreuen.

KRAUTFLECKERL

Zutaten für 3 Portionen:

- 1 Weißkohl (klein)
- 1 TL Kümmel
- Salz
- 1 EL Olivenöl
- 250 g italienische Teigwaren

Zubereitung:

Kraut waschen, putzen, in feine Streifen schneiden, im Topf im Olivenöl mit reichlich Kümmel und etwas Wasser unter häufigem Umrühren zugedeckt dünsten, bis es weich ist.

Teigwaren nach Packungsangabe kochen. Kraut mit Teigwaren mischen.

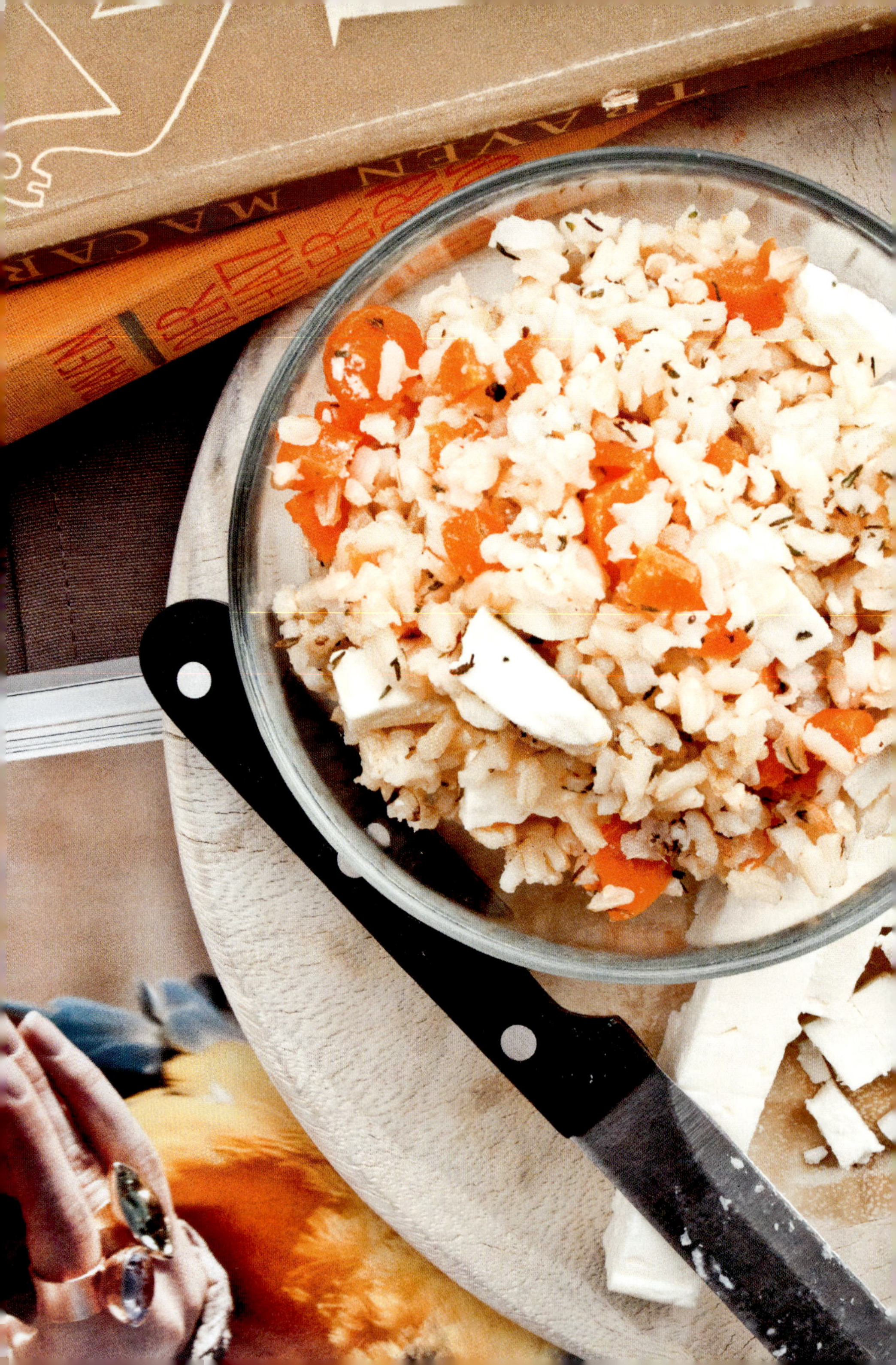

REISPFANNE MIT SCHAFSKÄSE

Zutaten für 2 Portionen:

- 200 ml Gemüsebrühe
- 100 g Vollkornreis (Rohgewicht)
- 1 Karotte/Mohrrübe
- 1 EL Olivenöl (kalt gepresst)
- Salz
- 1 TL Thymian
- 50 g Schafskäse

Zubereitung:

Reis je nach Packungsangabe mit der Gemüsebrühe kochen, zugedeckt nachdünsten lassen.

Mohrrüben schälen und klein würfeln. Öl erhitzen, Mohrrübenwürfel dazugeben, dünsten lassen und den gegarten Reis mit dem Gemüse mischen. Mit Thymian bestreuen.

Den Schafskäse würfeln und vorsichtig unterheben.

INDISCHER BLUMENKOHL MIT KARTOFFELN

Zutaten für 4 Portionen:

- 1 Blumenkohl/Karfiol
- 4 Kartoffeln
- 1 Schalotte
- 2 EL Olivenöl
- Salz
- 3 Kardamomkapseln
- ½ TL Bockshornkleesamen

Zubereitung:

Kartoffeln mit Schale kochen, in kaltes Wasser tauchen, dann schälen und in Würfel schneiden. Währenddessen Blumenkohl waschen, putzen, in Röschen teilen und im Wasser weich kochen, dann das Wasser abgießen. Schalotte schälen und in kleine Würfel schneiden. Olivenöl in einem Topf erhitzen. Schalotte unter Rühren glasig dünsten, Kartoffelwürfel beifügen, Blumenkohl mitrühren.

Zum Würzen: Kardamomkapseln mit einem Messer aufdrücken, die enthaltenen Samen im Mörser mahlen.

Die trockenen Bockshornkleesamen zum Entbittern einige Sekunden in einer trockenen Pfanne leicht anrösten. Die Gewürze ins Gemüse einrühren und noch etwa 10 Min. mitdünsten.

Wissen: Bockshornklee und Kardamom haben eine magenschützende Wirkung. Bockshornklee selbst ist nicht scharf. Es ist eine wesentliche Duft- und Geschmackskomponente der indischen Gewürzmischung Curry. Kardamom ist oft Teil von indischen Gewürzteesorten.

SPAGHETTI MIT CHAMPIGNON-TOMATEN

Zutaten für 2 Portionen:

- 150 g Vollkornnudeln
- 250 g Champignons
- ½ Schalotte
- 250 g Cherrytomaten
- Basilikum (frisch)
- Salz
- 2 EL Olivenöl (kalt gepresst)
- 2 TL Parmesan (gerieben)

Zubereitung:

Champignons in Würfel schneiden, Cherrytomaten vierteln, Schalotte fein würfeln.

Spaghetti in Salzwasser je nach Packungsangabe bissfest kochen. Öl in einer Pfanne leicht erhitzen, Schalottenwürfel darin kurz anbraten; Champignons dazugeben, kurz anbraten; Tomatenviertel dazugeben, kurz umrühren; mit einem Deckel schließen und einige Minuten dünsten lassen. Das fertige Gemüse mit Basilikumblättern würzen. Spaghetti mit Gemüse, Parmesan und Basilikum servieren.

GEMÜSEREIS MIT KAROTTEN UND ERBSEN

Zutaten für 2 Portionen:

- 100 g Vollkornreis (Rohgewicht)
- ½ Suppenwürfel
- 3 Karotten/Mohrrüben
- 1 EL Sonnenblumenöl
- 1 kl. Pkg. (300 g) Tiefkühlerbsen (oder frische Erbsen)
- $^{1}/_{16}$ l Wasser

Zubereitung:

Reis je nach Packungsangabe mit etwa der doppelten Menge an Gemüsebrühe bei kleiner Flamme kochen und zugedeckt nachgaren lassen; falls nötig, noch Wasser hinzufügen.

Mohrrüben waschen, schälen und in kleine Würfel schneiden.

Das Öl in einer Pfanne leicht erhitzen, Mohrrüben und Erbsen unter Rühren andünsten. Etwa ein halbes Achtelglas Wasser beifügen und zugedeckt dünsten lassen. Bei schwacher Hitze bissfest garen. Den Reis mit dem Gemüse mischen, dann anrichten.

FISCHGERICHTE

Tipp: Frischen Fisch gibt es oft vor den Wochenenden auf den Märkten. Achten Sie darauf, dass der Fisch noch fest ist, beim Heben nicht abknickt und die Augen prall sind. Lagern Sie frischen Fisch maximal einen Tag im Kühlschrank.

FRISCHER FISCH NATUR

Zutaten für 2–3 Portionen:

- 1 frischer Fisch (z. B. Forelle, Alpenlachs, Saibling, Karpfen, Brasse)
- 1 Prise Meersalz
- Thymian

Zubereitung:

Den Backofen bei 150°C vorheizen. Backpapier auf Backblech legen, Ränder etwas hochschlagen. Den frischen, ausgenommenen Fisch kurz abspülen, gut abtropfen lassen, danach direkt auf das Backpapier legen. Etwas Salz und Thymian daraufstreuen. In den heißen Backofen auf mittlere Höhe geben und je nach Größe etwa 25 Min. braten, bis die Haut leicht knusprig ist. Vorsichtig anstechen; wenn das Fleisch weiß ist und nicht mehr klebt, ist der Fisch durch.

Tipp: Durch schonendes, langsames Braten kommt der feine Eigengeschmack des Fisches besonders gut heraus.

Serviertipp: Mit Basmatireis, gedämpften Kartoffeln oder Karotten servieren.

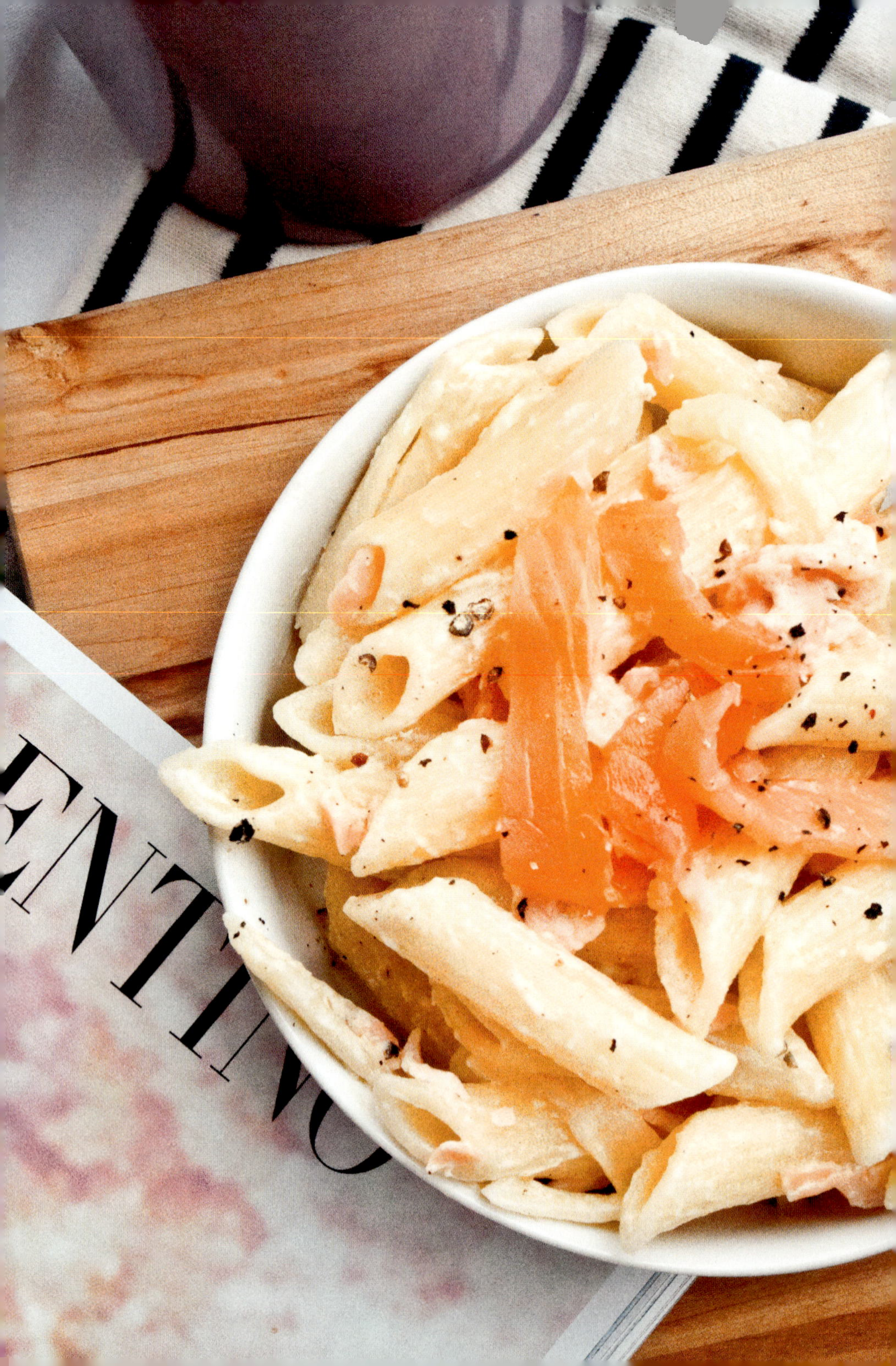

RÄUCHERLACHS MIT PENNE

Zutaten für 2 Portionen:

- 1 TL Olivenöl
- 1 EL Crème fraîche
- 100 g Räucherlachs
- 150 g Penne oder andere Teigwaren
- Salz
- evtl. Blattsalat

Zubereitung:

Teigwaren je nach Packungsangabe kochen. Lachs in feine Streifen schneiden, in Olivenöl in der Pfanne mit Crème fraîche verrühren und kurz erhitzen. Penne mit Lachssauce übergießen und servieren.

Tipp: Servieren Sie dazu Blattsalat.

SCHELLFISCH MIT KARTOFFELN UND BROKKOLI

Zutaten für 2 Portionen:

- 4 kleine Kartoffeln
- 1 kleiner Kopf Brokkoli
- 2 EL Sauerrahm/saure Sahne
- Salz
- 300 g Schellfischfilet (2 Scheiben zu je 150 g)
- ¼ Stk. Zitrone
- 2 EL Olivenöl

Zubereitung:

Kartoffeln mit Schale etwa 20 Min. weich kochen, anschließend mit kaltem Wasser übergießen, dann schälen.
Brokkoliröschen in wenig Salzwasser bissfest garen. Einen Teil des Kochwassers wegschütten. Einige Esslöffel Kochwasser mit Sauerrahm vermischen. Mit Salz abschmecken. Den Schellfisch salzen und mit dem Saft der Zitrone beträufeln. In Sonnenblumenöl auf beiden Seiten leicht anbraten. Den Fisch mit dem Brokkoligemüse und den Kartoffeln servieren.

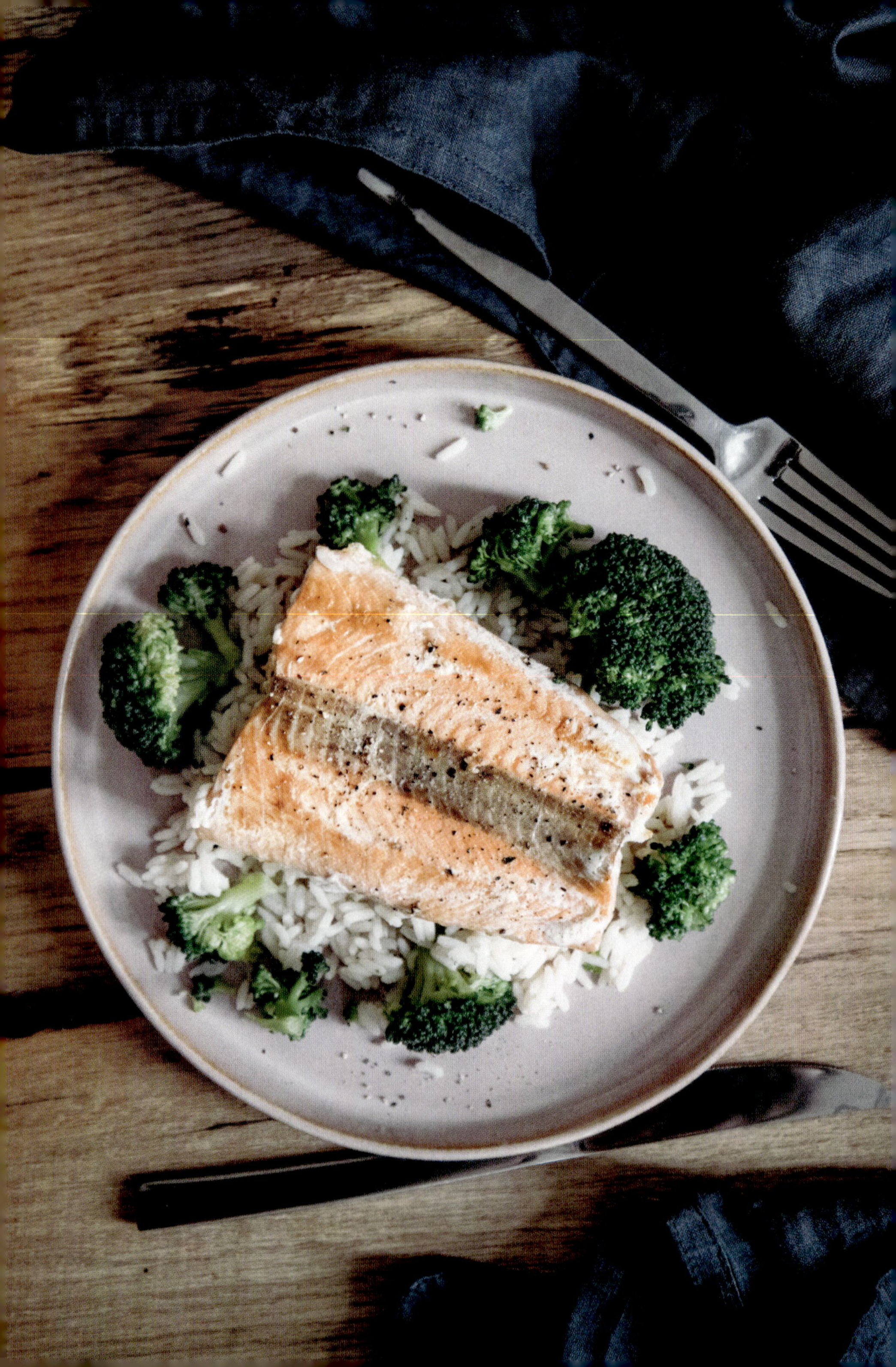

LACHS MIT GEMÜSEREIS

Zutaten für 2 Portionen:

- 100 g Reis (Rohgewicht; ungeschält)
- 200 ml Gemüsebrühe
- 150 g Brokkoli
- 2 Lachsstücke (je 150 g)
- 1 TL Olivenöl (kalt gepresst)
- Salz

Zubereitung:

Reis mit Gemüsebrühe kurz aufkochen und bei kleiner Flamme je nach Packungsangabe garen lassen. Brokkoli waschen und in Röschen schneiden, in heißem Salzwasser ca. 5 Min. knackig garen lassen. Lachs salzen, auf beiden Seiten in Olivenöl bei kleiner Flamme braten.

Den Lachs mit dem Reis und den Brokkoliröschen anrichten.

FLEISCHGERICHTE

BRATHUHN

Zutaten für 4 Portionen:

- 1 Brathuhn (frisch)
- 1 TL Olivenöl (nativ)
- 1 Prise Salz
- 1 Zweig Thymian
- Gemüsebeilage

Zubereitung:

Backofen bei 150° C vorheizen. Das Huhn vollständig ausnehmen, auch die Fettbürzel. In die Bratpfanne 1 TL qualitativ hochwertiges Olivenöl geben; das Huhn darin wenden, bis es auf allen Seiten leicht mit Olivenöl bedeckt ist. Dann etwas salzen, etwas Thymian daraufstreuen. Langsam und schonend bei 150° C etwa 1½ Std. braten, bis es duftet. Mit der Backnadel anstechen, ob das Huhn schon weich genug ist. Mit Basmatireis, gedämpften Kartoffeln oder Karotten servieren.

Wissen: Thymian hemmt das Wachstum des Helicobacter pylori (ein Keim, der Gastritis fördert) und kann als Ergänzung einer Behandlung oder zur Prävention/Vorbeugung von Helicobacter-Infektionen dienen.

GEFÜLLTES BRATHUHN

Zutaten für 4 Portionen:

- 1 Brathuhn (frisch)
- ⅒ l Milch
- 150 g Semmelbrösel/Paniermehl
- 2 Eier
- 2 EL Butter
- 1 Bund Petersilie (frisch)
- 1 kl. Msp. Safran
- 1 Msp. Muskatnuss (frisch gemahlen)
- 2 EL Olivenöl
- Thymian
- Gemüse nach Belieben

Zubereitung:

Den Backofen auf 150° C vorheizen. Eine Bratpfanne mit 1 TL Olivenöl ausgießen.

Für die Fülle Semmelbrösel mit Milch vermengen. Butter schaumig rühren, Eier dazugeben, dann Semmelbrösel hinzufügen. Alles mit Salz, Muskat, Safran und Petersilie gut vermengen.

Fettbürzel aus dem Hühnerbauch nehmen und verwerfen. Mit der Fülle den Bauch befüllen.

Das Huhn in die Bratpfanne legen, im Öl wenden, mit Thymian und Salz würzen. Im Backofen bei 150° C etwa 1½ Std. langsam braten. Dazu gedämpftes Gemüse servieren.

SÜSSKARTOFFEL-LAMM-TAJINE

Zutaten für 4–6 Portionen:

- 500 g Lammfleischkeule
- 5 EL Olivenöl
- 1 Prise Safran
- 1 Prise Kreuzkümmel
- 3 Schalotten
- 1 Knoblauchzehe
- 250 ml Wasser
- 500 g Süßkartoffeln
- 1 Bund Koriander
- Salz
- Couscous oder Reis als Beilage

Zubereitung:

Lammkeule zerteilen, Lammfett wegschneiden und verwerfen. Das Fleisch in kleine Würfel schneiden, in Olivenöl leicht anbraten. Schalotten und Knoblauch hacken und dazugeben. Mit 250 ml Wasser ablöschen, zudecken und etwa 40 Min. bei kleiner Flamme köcheln lassen. Safran und Kreuzkümmel dazugeben. Die Süßkartoffeln schälen, in kleine Würfel schneiden und nach 40 Min. Kochzeit in den Topf zugeben. Weitere 20 Min. köcheln lassen; zum Schluss Korianderblätter hinzufügen. Salzen und noch etwa 5 Min. weich köcheln lassen, sodass etwas Saft übrig bleibt. Als Beilage passen Couscous oder Reis.

Tipp: Für den Elektroherd verwendet man einen Kochtopf mit Deckel, da Ton für Elektroherde nicht robust genug ist. Am Gasherd kann man einen Topf oder eine klassische marokkanische Tajine verwenden.

GEMÜSE-KALBFLEISCH-TAJINE

Zutaten für 3 Portionen:

- ½ kg Kalbsfleisch
- 5 EL Olivenöl
- 1 Prise Safranpulver
- 1 Prise Kreuzkümmel
- 3 Kartoffeln (mehlig)
- 2 Karotten
- 1 Rübe (klein, weiß)
- 5 Schoten grüne Bohnen oder Erbsen
- 3 Schalotten
- ½ Bund Petersilie
- Couscous als Beilage

Zubereitung:

Das Gemüse waschen, putzen und in große Würfel schneiden. Schalotten schälen und würfeln. Das Fleisch in Stücke schneiden, im Öl leicht anbraten, Schalotten mitbraten. Erst Karotten und Rüben dazugeben, später die Kartoffel- und Bohnenstücke bzw. Erbsen. Die Gewürze einrühren. Mit etwas Wasser ablöschen und zugedeckt bei kleiner Hitze langsam etwa 1 Std. köcheln lassen. Am Ende die gehackte Petersilie darüberstreuen. Mit Couscous servieren.

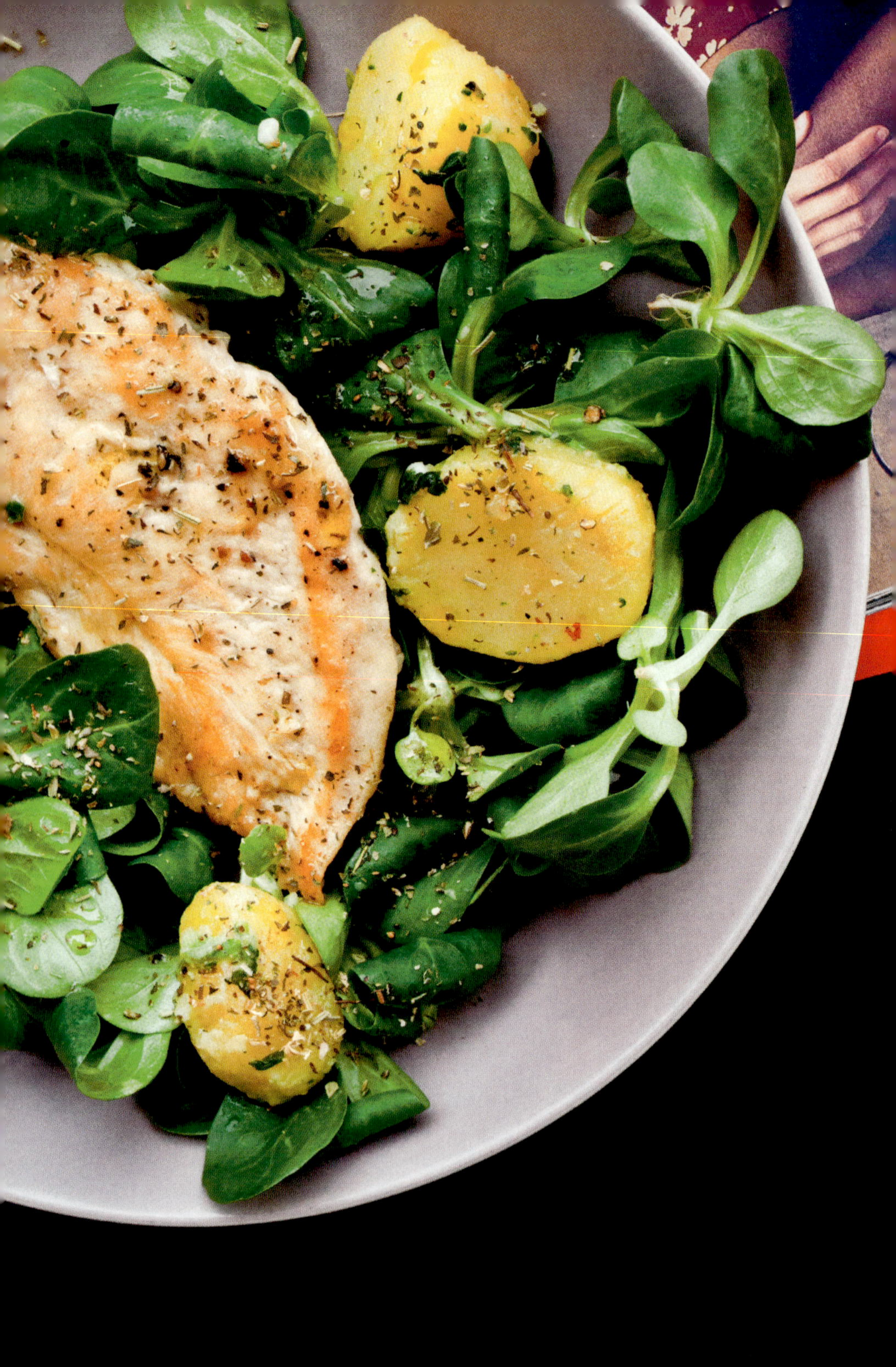

HÜHNERFILET NATUR MIT FELDSALAT

Zutaten für 3 Portionen:

- 500 g Hühnerfilets
- 3 EL Olivenöl
- Salz
- Vogerlsalat/Feldsalat
- Mehl
- 1 EL Olivenöl
- 1 TL Balsamicoessig
- 3 Kartoffeln (gekocht)

Zubereitung:

Filets in gleich dünne Schnitzel teilen, leicht salzen, mit Mehl bestäuben und in Olivenöl langsam einige Minuten anbraten.
Kartoffeln schälen, in Scheiben schneiden und salzen, mit Salatblättern in einer Schüssel anrichten, Marinade darübergießen, wenden. Mit den Hühnerfilets servieren.

ORIENTALISCHE FLEISCHBÄLLCHEN (KÖFTE) MIT GEMÜSE UND COUSCOUS

Zutaten für 3 Portionen:

- 400 g Rinderfaschiertes (mager)
- 1 Prise Salz
- 1 Bund Petersilie
- 1 Prise Muskatnuss (frisch gerieben)
- 1 Ei
- 2 EL Olivenöl (kalt gepresst)
- 2 Karotten
- 2 Zucchini
- 2 Tassen Couscous
- ev. weiteres Gemüse nach Wahl

Zubereitung:

Backofen bei 150° C vorheizen. Einen Rost und zwei kleinere Pfannen vorbereiten. Fleisch und Gemüse können nebeneinander gebraten werden. Die gesamte Bratzeit liegt bei etwa 50 Min. Eine Pfanne dünn mit Olivenöl bedecken. Faschiertes mit Ei, Petersilienblättern, Salz und Muskatpulver vermischen, mit dem Esslöffel etwa 9 Fleischklöße formen, in die Pfanne legen. Die Pfanne auf den Rost stellen. Die Fleischbällchen etwa 50 Min. braten.
Karotten waschen, schälen, der Länge nach vierteln und in ca. 5 cm lange Teile schneiden. Die Enden von den Zucchini abschneiden. Die Zucchini der Länge nach vierteln und auch in etwa 5 cm lange Teile schneiden. Für die Familienmitglieder ohne Sodbrennen können auch andere Gemüsesorten dazugelegt werden, z. B. Melanzani-/Auberginenscheiben, Paprikastücke, Schalotten, Knoblauchzehen oder kleine Tomaten. Eine weitere Pfanne mit Olivenöl bedecken und das Gemüse hineinlegen. Diese Pfanne dazustellen. Das Gemüse braucht etwa 40 Min. Bratzeit.
Couscous nach Packungsangabe zubereiten. Das fertige Couscous kann für eine saftige Geschmacksvariation mit dem Gemüse, dem Gemüsesaft und den Fleischbällchen gemischt werden.

Wissen: Bei Couscous handelt es sich um ein traditionelles Weizengrießgericht (evtl. auch aus Hirse oder Gerste). Es gibt rasch und einfach zuzubereitende, grießähnliche Varianten im Lebensmittelhandel, die innerhalb weniger Minuten fertig sind.

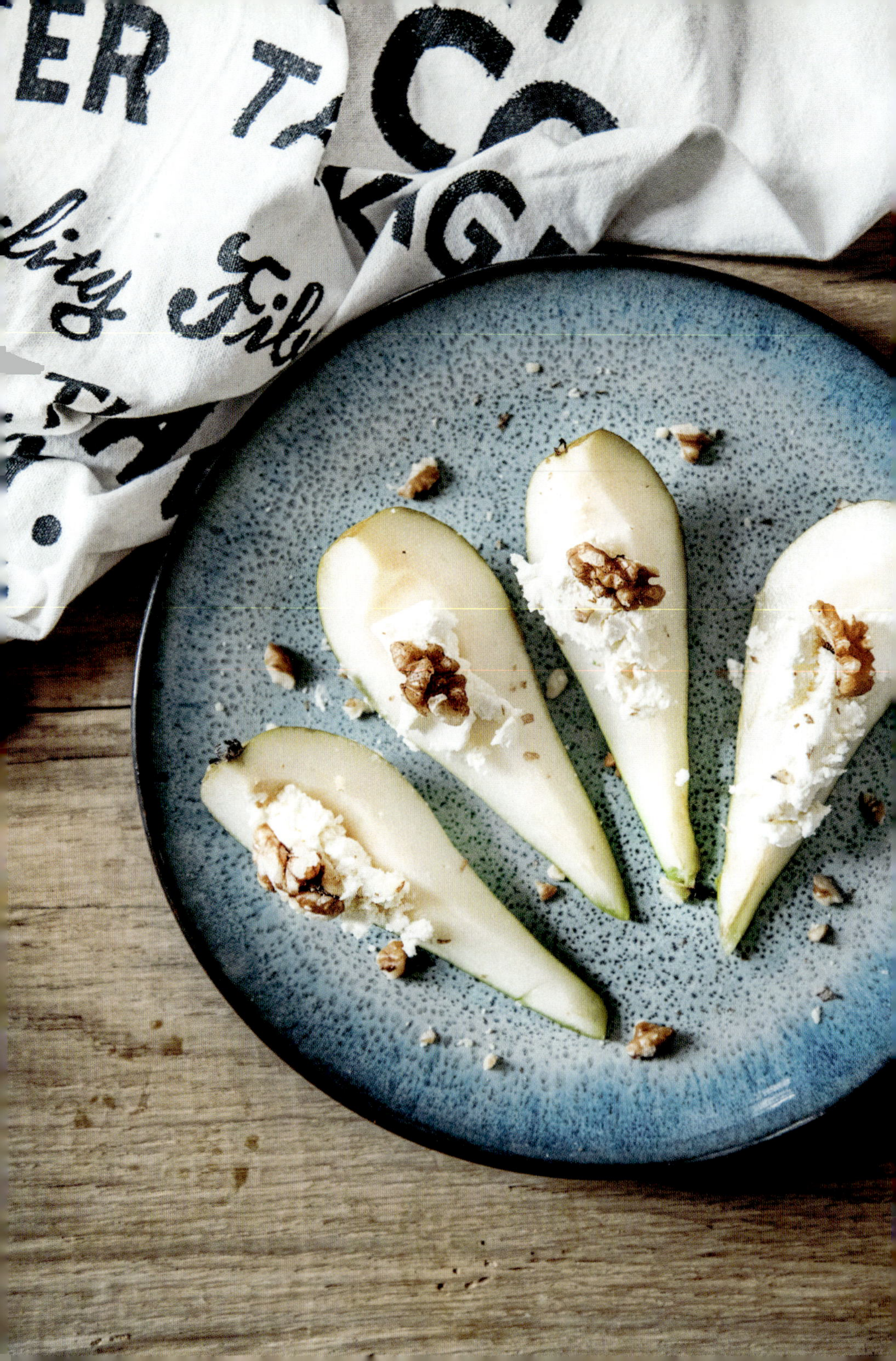

SÜSSES UND DESSERTS

BIRNEN MIT FRISCHKÄSE

Zutaten für 3 Portionen:

- 3 Birnen
- 50 g Ziegenfrischkäse
- 3 Walnüsse

Zubereitung:
Birnen waschen, vierteln, entkernen. Frischkäse mit Löffel formen, auf die Birnenstücke legen und Nüsse darauflegen.

Wissen: Frischkäse besteht zu ¾ aus Wasser, nur ¼ sind Eiweiß, Fett, Milchzucker, Mineralstoffe und Vitamine. Der absolute Fettanteil ist nicht mehr groß, auch wenn der Fettanteil im Trockenen hoch erscheinen mag.

ESSKASTANIEN VOM ROST

Zutaten für 3–4 Portionen:

- 500 g Maroni/Esskastanien
- Wasser

Zubereitung:
Maroni im Herbst in guter, wurmfreier Qualität auswählen, kreuzweise an der runden Seite einschneiden, aufs Backblech legen. Ein Gefäß mit Wasser dazustellen, damit die Maroni nicht austrocknen. Im vorgeheizten Backofen bei 200° C ca. ½ Std. rösten. Die Maroni sollten gut durchgebraten, nicht halbroh sein. Beim Essen gut kauen.

Wissen: Maroni sind besonders magenfreundlich. Sie enthalten reichlich Mineralstoffe wie Kalium und Magnesium, nervenfreundliche B-Vitamine, weiters Vitamin C und Vitamin E. Zudem sind Maroni fettarm. Früher bezeichnete man sie als Brot der Armen. Eigentlich sind Maroni leckeres, gesundes und höchst empfehlenswertes Fast Food, das man im Winter mit bestem Gewissen genießen kann.

ORIENTALISCHE MANDELMILCH

Zutaten für 4 Portionen:

- 400 ml Milch
- 100 ml Wasser
- 1 EL Orangenblütenwasser aus dem orientalischen Lebensmittelhandel
- 4 EL Mandelmus
- 1 EL Honig

Zubereitung:
Mandelmus mit Honig gut verrühren, Milch mit Orangenblütenwasser und Wasser vermengen. Alles gut verrühren.

OBSTSALAT

Zutaten für 3 Portionen:

- 1 Apfel (mild)
- 2 Bananen
- 5 EL Mandeln (geschält)
- 1 Pfirsich
- 4 EL Joghurt (mild)
- 1 TL Honig

Zubereitung:
Apfel vierteln, entkernen und in Würfel schneiden. Pfirsich halbieren, entkernen, in Würfel schneiden. Bananen schälen und in Scheiben schneiden. Alles in eine Salatschüssel geben. Die geschälten Mandeln mit dem Wiegemesser in kleine Stücke schneiden. Joghurt mit Mandelsplittern und Honig verrühren und über das Obst träufeln.

TOPFENSTRUDEL

Zutaten für 1 Strudel:

- 1 Pkg. Strudelblätter (fertig)
- ½ kg Topfen/Quark
- 3 Eier
- 5 EL Rosinen
- 3 EL Milch
- 1 Pkg. (8 g) Bourbon-Vanillezucker
- Eigelb zum Bestreichen

Zubereitung:
Topfen mit Eiern, Vanillezucker, Milch und Rosinen gut vermischen. Teigblätter auf ein Stofftuch legen. Zwischen den Teigblättern mit Butter bestreichen.
Topfenmischung auf eine Seite des Teigs aufbringen. Die Enden zum Verschließen des Strudels frei lassen. Mithilfe des darunterliegendes Tuchs die Teigblätter von der belegten Seite her einrollen. Die freien Enden zuklappen.
Strudel mithilfe des Tuchs vorsichtig auf ein mit Backpapier bedecktes Backblech heben.
Strudel mit Eigelb bestreichen. Im vorgeheizten Backofen backen.

APFELSTRUDEL

Zutaten für 1 Strudel:

- 1 Pkg. Strudelblätter (fertig)
- Äpfel (mild; Menge nach Packungsangabe der Strudelblätter)
- 70 g Walnüsse
- 3 EL Rosinen
- 1 Msp. Zimtpulver
- Butter
- 100 g Semmelbrösel/Paniermehl
- Eigelb zum Bestreichen

Zubereitung:

Äpfel waschen, vom Gehäuse befreien, fein schneiden und mit Rosinen, Zimt und Nüssen vermengen.

Semmelbrösel in Butter leicht anrösten. Den Backofen auf 180° C vorheizen.

Teigblätter auf ein Stofftuch legen. Zwischen den Teigblättern mit Butter bestreichen. Brösel auf den Teigblättern verteilen. Apfelmischung auf eine Seite des Teigs legen. Enden zum Verschließen des Strudels freilassen. Mithilfe des darunterliegenden Tuchs die Teigblätter von der belegten Seite her einrollen. Die freien Enden zuklappen. Strudel mithilfe des Tuchs vorsichtig auf ein mit Backpapier bedecktes Backblech heben. Strudel mit Eigelb bestreichen. Im vorgeheizten Backofen entsprechend der Packungsanleitung backen, bis der Strudel bräunt.

BIRNEN-HOLUNDER-KOCH

Zutaten für 3 Portionen:

- 5 EL Schwarze Holunderbeeren (frisch)
- 3 Birnen
- 2 Gewürznelken
- 1 EL Rohrzucker
- etwas Wasser

Zubereitung:

Schwarze Holunderbeeren im Herbst sammeln, im Sieb waschen, Beeren mit einer Gabel vorsichtig von den Stängeln rebeln bzw. abbeeren und in einen Topf geben. Holunderbeeren gibt es alternativ dazu manchmal auch auf Märkten, im Biolebensmittel- oder Reformhandel zu kaufen.

Die Birnen vom Kerngehäuse befreien, in Würfel schneiden und in den Topf geben. Gewürznelken und Zucker hinzufügen. Mit Wasser bedecken und mindestens 10 Min. köcheln lassen. Vor dem Essen die Gewürznelken herausnehmen.

Wissen: Schwarzer Holunder enthält viel Vitamin C und Magnesium. **Rohe Holunderbeeren sind giftig, daher ist es wichtig, sie immer gut zu kochen.** Traditionell waren Holundersträucher früher auf fast jedem Bauernhof vorhanden. Auch heute findet man noch viele wild wachsende Holundersträuche an Bachrändern, Wegen und Wiesen.

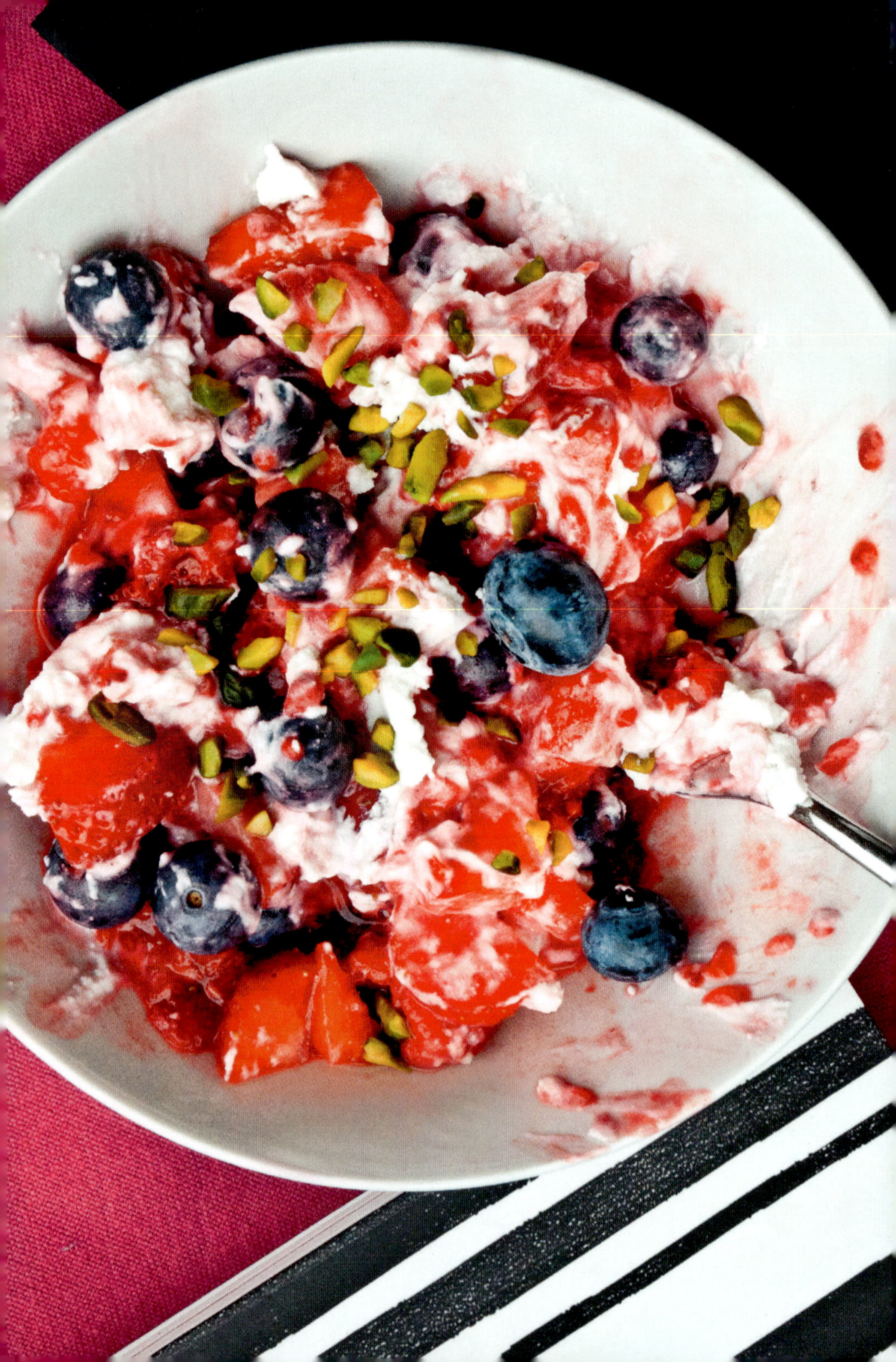

BEERENSALAT

Zutaten für 4 Portionen:

- 50 g Ricotta
- 250 g Erdbeeren, Heidelbeeren, Himbeeren (reif)
- 50 g Pistazienkerne

Zubereitung:
Beeren waschen, putzen und halbieren. Die Früchte mit Ricotta und Pistazienkernen vermischen und servieren.

INDISCHES BANANENLASSI

Zutaten für 4 Portionen:

- 50 ml Joghurt (mild)
- 50 ml Milch
- 300 ml Wasser
- 1 Banane
- 1 Pkg. (8 g) Bourbon-Vanillezucker
- Mandelblättchen

Zubereitung:
Joghurt mit Milch, Wasser und Vanillezucker verrühren. Banane schälen, pürieren und dazugeben. Alles gemeinsam schaumig quirlen, mit Mandelblättchen bestreuen.

APFELKOMPOTT

Zutaten für 3 Portionen:

- 4 Äpfel (fest, süß)
- 1 Gewürznelke
- bei Verträglichkeit 1 Zimtstange

Zubereitung:
Äpfel waschen, schälen, vom Kerngehäuse befreien und in Würfel schneiden. Mit Wasser bedecken, würzen, etwa 10 Min. weich köcheln lassen. Zimt und Gewürznelken wieder herausholen. Abkühlen lassen.

INDISCHES KARDAMOM-VANILLE-LASSI

Zutaten für 4 Portionen:

- 50 ml Joghurt (mild)
- 50 ml Milch
- 300 ml Wasser
- 1 Pkg. (8 g) Bourbon-Vanillezucker
- 2–3 Kardamomkapseln (aus dem Biolebensmittel-, Kräuter- oder Gewürzhandel)

Zubereitung:

Joghurt mit Milch, Wasser und Vanillezucker verrühren. Kardamomkapseln mit einem Messer aufknacken, die Samen herausholen und fein zermahlen. Das Kardamompulver in das Lassi einrühren.

Tipp: Anstelle der Kapseln kann man auch eine Prise fertiges Kardamompulver verwenden, der frische Kardamom duftet allerdings intensiver.

WIENER TOPFENKNÖDEL

Zutaten für 4 Portionen:

- 50 g Butter
- 20 g Zucker
- 1 Msp. Salz
- 2 Eier
- ½ kg Topfen/Quark (mager)
- 100 g Weizengrieß
- 1 EL Semmelbrösel/Paniermehl

Zubereitung:

Butter, Zucker und Salz mit den Eiern schaumig rühren. Grieß, Semmelbrösel und Topfen dazugeben und gut verrühren. 1 Std. rasten lassen.

Den Teig zu kleinen Knödeln formen und in kochendes Wasser legen. 15 Min. bei kleinster Flamme ziehen lassen, bis die Knödel oben schwimmen. Dazu passen Kompott oder Beeren.

BIRNEN-ESSKASTANIEN-STRUDEL

Zutaten für 1 Strudel:

- 1 Pkg. Strudelblätter (fertig)
- 3 Birnen
- 200 g Maroni/Esskastanien (geschält)
- 2 EL Butter

Zubereitung:

Birnen vom Gehäuse befreien, in Würfel schneiden, Maroni in Stücke brechen, alles vermischen. Backofen vorheizen. Teigblätter auf ein Stofftuch legen, zwischen den Blättern dünn mit Butter bestreichen; eine Seite der Teigblätter mit Fülle bedecken, die Enden freilassen. Von der belegten Seite her zu einem Strudel rollen, Enden aufklappen, mit etwas Butter bestreichen. Im vorgeheizten Backofen bei ca. 180° C entsprechend der Packungsanleitung backen, bis der Strudel bräunt.

KLEINES KÜCHENLEXIKON

C	
Couscous	nordafrikanisches Gericht, hergestellt aus zerriebenem Grieß von Weizen, Gerste oder Hirse
Crème fraîche	Sauermilchprodukt mit mindestens 30 % Fettanteil

F	
Faschiertes	Hackfleisch
Fisolen	grüne Bohnen
Fleckerl	quadratisch geschnittenes Nudelteigstück

G	
Gnocchi	Klößchen aus einem Teig mit Kartoffeln und Mehl
Grahambrot	nach Sylvester Graham benanntes Weizengebäck, das Vollkorn enthält, oftmals mit Zusatz von Kleie

H	
Hülsenfrüchte	Lebensmittel wie Linsen, Erbsen und Bohnen, Soja, Erdnüsse, Klee, welche dem Körper pflanzliches Eiweiß und wertvolle Ballaststoffe liefern

K	
Karfiol	Blumenkohl
Karotten	Möhren

L	
Lauch	Porree

M	
Maroni	essbare Kastanien
Melanzani	Aubergine
Muskat	ein Gewürz

N	
Nockerl	Klößchen

O	
Obers	Schlagsahne; siehe Schlagobers

P	
Panier	Hülle aus Ei und Semmelbröseln

S	
Sauerrahm	saure Sahne
Schalotte	milde Zwiebelsorte
Schlagobers	Schlagsahne, süße Sahne
Sellerie	eine Gemüsepflanze
Semmel	Gebäck, Brötchen
Semmelbrösel	Paniermehl

T	
Topfen	Speisequark

V	
Vogerlsalat	Feldsalat

REZEPTÜBERSICHT

Tees und Naturheilmittel

Frühstück

Suppen

Kleine Speisen, Snacks und Beilagen

Vegetarische Gerichte

Fischgerichte

Fleischgerichte

Süsses und Desserts

ABKÜRZUNGEN

ca.	zirka, ungefähr, etwa	Min.	Minuten
EL	Esslöffel	ml	Milliliter
evtl.	eventuell	Msp.	Messerspitze
g	Gramm	Pkg.	Packung
kl.	klein	Stk.	Stück
l	Liter	TL	Teelöffel

LITERATURVERZEICHNIS

Forgacs, I. et al.: Overprescribing proton pump inhibitors, in: BMJ, January, 2008, 336(7634): 2–3.

Frieling, T.: GERD: Langzeitnebenwirkungen einer lebenslangen Einnahme von Protonenpumpenhemmern, in: Journal für Gastroenterologische und Hepatologische Erkrankungen, 2011, 9(4), 7–13.

McColl, K. E. et al.: Gastroenterology, July, 2009, 137(1): 20–2.

Pehl, C./Schepp, W.: Wie entsteht Sodbrennen? Pathomechanismen und Einflussfaktoren, in: Deutsches Ärzteblatt 2002, 99(44): A-2941/B-2495/C-2339.

Reimer, C. et al.: Proton-pump inhibitor therapy induces acid-related symptoms in healthy volunteers after withdrawal of therapy, in: Gastroenterology, July, 2009, 137(1): 80–7.

https://www.heilwasser.com/deutsch/forschung_und_wissenschaft/studien_u_uebersichtsarbeiten/hydrogencarbonat/magen_darm.html

https://www.heilwasser.com/deutsch/forschung_und_wissenschaft/studien_u_uebersichtsarbeiten/hydrogencarbonat/magen_darm.html

https://www.ndr.de/ratgeber/gesundheit/Mineralwasser-wie-gesund-ist-Kohlensaeure,mineralwasser174.html

https://www.jem-online.at/expertenbericht/definition-und-bedeutung-natuerlicher-mineralwaesser-656.html

3., überarbeitete Auflage 2020
Copyright © 2017 maudrich Verlag
Facultas Verlags- und Buchhandels AG, Wien, Österreich
Alle Rechte, insbesondere das Recht der Vervielfältigung und Verbreitung sowie der Übersetzung in fremde Sprachen, vorbehalten.
Alle Angaben in diesem Buch erfolgen trotz sorgfältiger Bearbeitung ohne Gewähr. Eine Haftung der Autoren oder des Verlages ist ausgeschlossen.

Bildnachweis:
Victoria Posch, Esther Karner: S. 44–45, 54, 60, 62, 66, 70, 72, 76, 78, 82, 84, 88
fotolia.de: S. 6, 8, 10, 16, 18, 23, 25-36, 41–43
istockphoto.com: S. 14, 26, 27
shutterstock.com: S. 16, 22
Anna Budnowski: S. 42

Lektorat: Sigrid Nindl, Wien
Satz: Florian Spielauer, Wien
Umschlagbild: Victoria Posch, Wien
Covergestaltung: Facultas nach einem Entwurf von José Coll, studiob.a.c.k.
Druck: Ferdinand Berger & Söhne, Horn
Printed in Austria
ISBN 978-3-99002-119-4
e-ISBN 978-3-99111-012-5

PRINTED IN AUSTRIA